多模态信息融合的
阿尔茨海默病
智能辅助诊断方法研究

刘宁　陈研 / 著

清华大学出版社

北京

图书在版编目（CIP）数据

多模态信息融合的阿尔茨海默病智能辅助诊断方法研究 / 刘宁 , 陈研著 . — 北京 : 清华大学出版社 , 2023.5
ISBN 978-7-302-63408-9

Ⅰ.①多… Ⅱ.①刘… ②陈… Ⅲ.①人工智能－应用－阿尔茨海默病－诊断－方法研究 Ⅳ.①R749.104–39

中国国家版本馆CIP数据核字（2023）第071281号

责任编辑：孙　宇
封面设计：王晓旭
责任校对：李建庄
责任印制：朱雨萌

出版发行：清华大学出版社
　　　　　网　　　址：http://www.tup.com.cn, http://www.wqbook.com
　　　　　地　　　址：北京清华大学学研大厦 A 座　　　邮　　编：100084
　　　　　社　总　机：010-83470000　　　　　　　　　邮　　购：010-62786544
　　　　　投稿与读者服务：010-62776969, c-service@tup.tsinghua.edu.cn
　　　　　质量反馈：010-62772015, zhiliang@tup.tsinghua.edu.cn
印　装　者：三河市铭诚印务有限公司
经　　　销：全国新华书店
开　　　本：185mm×260mm　　　印　张：9.75　　　字　　数：210 千字
版　　　次：2023 年 6 月第 1 版　　　　　　　　　印　　次：2023 年 6 月第 1 次印刷
定　　　价：99.00 元

产品编号：102074-01

前　言

　　随着人口老龄化的发展，阿尔茨海默病（Alzheimer's disease，AD）患者的比例也越来越高，给个人、家庭和国家带来沉重的社会和经济负担，已经成为一个迫切需要解决的公共卫生问题。AD 是一种潜在的、不可逆的神经退行性疾病，对 AD 高风险人群进行早期诊断和预防可以延缓病情发展，符合"上工治未病"思想，是最经济有效的健康策略。我国中医自古就有通过听声音辨识疾病的方法，临床研究也发现高风险人群在发展到严重的 AD 阶段前就已经表现出语言障碍，所以利用声音和语言学特征来对 AD 早期进行智能辅助诊断是一种可行的方案。笔者通过人工智能方法构建 AD 早期智能辅助诊断模型，在多个公共数据集和实证研究数据集上证明模型的有效性。通过人工智能自动分析高风险人群的语言障碍，推广使用基于声音和文本信息的 AD 早期诊断家庭监护系统，可以为 AD 的"早筛查、早诊断、早干预"健康管理提供经济、安全、可靠的方法，这对 AD 患者的早期诊断和干预具有重要现实意义。

　　针对 AD 患者言语信息的早期诊断问题，通过提出问题、制订研究方案、方案实施及调整、评价反馈的方式展开研究。在制订、实施及调整研究方案的过程中，以前期研究为基础，结合文献检索及专家咨询方案，制订实验的实施方案。本研究秉承"治未病"思想和健康管理的理念，基于波士顿诊断性失语症检测图片描述任务中的患者言语信息建立 AD 智能辅助诊断模型，实验数据集包括语音信号和转录文本两种模态，本书第 4 ～ 9 章的实验都是采用此方法建立的中文或英文公开数据集。基于此，本研究构建了语音和文本信息融合的 AD 智能辅助诊断模型，为开发家庭监护系统奠定核心技术基础。本书研究内容如下。

　　第一，提出了一种"治未病"理念下 AD 智能辅助诊断和健康管理方案。

　　预防是中医治未病管理的核心，早期诊断是 AD 健康管理的切入口，也是后期个性化分级诊疗的基础。本研究采用人工智能方法建立的 AD 辅助诊断模型是健康风险评估的重要手段之一，可以在疾病还未发生或者还未加重、可治愈的阶段进行早期的诊断、治疗和康复，体现"治未病"的思想理念。

　　第二，构建了一种基于语音和文本特征的 AD 智能辅助诊断模型。

　　围绕健康管理理念的健康监测、健康评估方法建立 AD 智能辅助诊断模型。健康监测即数据的收集和预处理工作，本研究采用基于图片描述任务的公共数据集。健康评估方法即通过建立 AD 智能辅助诊断模型进行认知等级分类。通过调查研究发现前期研究缺乏基于时间的语音和语言学特征提取方法，尤其是基于语言学的中文数据的特征提取方法较少。本研究开创性地提出了一种基于时间标记的语音和中文文本特征的提取方法。通过数据探索分析找到数据隐藏的内在规律，并提取可解释性的特征参数，将这些特征参数加上人口学特征放入人工智能分类算法中，AD 识别的最高准确率为 80%，F_1 值为 0.75，高于 F_1 的基线值为 0.667。同时研究发现年龄对评估模型的影响力最大。

第三，采用迁移学习解决了 AD 智能辅助诊断中的小样本问题。

大数据集的匮乏限制了复杂模型的使用，迁移学习可以有效解决这一难题。本研究首先在大数据集上训练通用预训练语言模型，再将模型迁移到小样本数据集上，微调模型的少量参数并进行文本分类任务。基于此方法构建的预训练模型得到 AD 诊断的准确率为 88%，几乎与公开数据集当年比赛的冠军分数相当，较设定的 75% 的基线准确率有很大提高。本研究的迁移学习方法改进了 AD 辅助诊断的表现，不仅减少了特征工程的需求，而且有效解决了数据集不足的问题。

第四，提出了一种 AD 智能辅助诊断的可解释性学习方法。

针对深度学习常见的不可解释性问题，提出了一种能有效提高模型可解释性的方法。本研究尝试将转录文本的对话内容按照类别分类，采用 TF-IDF 算法提取转录文本的关键词。通过余弦距离分别计算新样本关键词与两类人群关键词的相似度，基于 KNN 算法思想，距离近者类别相同。所提出的方法得到令人满意的准确率（97.77%）和 F_1 值（0.98）。较基线准确率（66.7%）有很大的提高，训练过程简单高效。同时，对模型的可解释性学习进行研究，通过分析患者的语言学表现，发现 AD 患者比正常对照组使用较少的名词和动词。

第五，AD 是一种常见的痴呆，影响患者的语言功能、记忆、认知和视觉空间能力。越来越多的研究在寻找无创、可及、经济有效的方法来检测 AD，语音被证明与 AD 有关系，所以在医生办公室诊断 AD 的时代即将到来。利用 2020 年 ADReSS 数据集检测性别和年龄平衡的 AD。首先，笔者提取了三类特征参数：用 Opensmile 软件提取的声学特征，自动 Bert 嵌入和人工提取的复杂语言特征。语言特征主要体现在词性标记、词汇丰富性、流畅性、语义特征等方面。其次，使用 7 种不同的分类器，包括 SVM、Logistic 回归、随机森林、额外树、Adaboost、LightGBM 和一种带有多数投票策略的新型集成方法来克服基分类器造成的误差。最后，采用十倍交叉验证法对此方法进行评价。此外，将单个特征及其组合特征输入到 6 个基分类器中，进行分类器集成。在分类器集成的测试集上得到了最好的分类结果，最佳准确率为 85.4%。特征集的性能最好的是语言特征，使用 LightGBM 分类器的准确率为 85.6%，使用 SFS 方法表现了 7 个区分性语言特征。统计和实验结果表明，基于语音和语言特征参数有效地预测 AD 是可行的。更强的分类器和区分特征是至关重要的最终结果。我们强调预测 AD 的最佳语言特征是基于词性标签、词汇丰富度、流利度和语义特征。分类器集成通常比单个分类器具有更好的性能。

第六，AD 是一种神经退行性疾病，随着病情的发展，认知能力会下降。目前 AD 的诊断主要依靠医生对患者的面谈，但整个过程往往缓慢、价格昂贵且具有主观性。因此，寻求一种比单纯依靠神经心理学检查更好的方法来诊断 AD 是至关重要的。最近的研究表明，语言分析在 AD 诊断方面具有潜力。在本研究中，笔者提出了一种新的特征净化网络，可以进一步改善 Transformer 模型的表示学习。虽然 Transformer 凭借其远程推理能力在产生判别特征方面取得了很大的进展，但仍有改进的空间。由于存在许多不代表任何特定类的共同特征，笔者将 Transformer 编码器提取的传统特征中所包含的共同特征进行了剔除，以获得更具辨别力的特征进行分类。基于 3 个公共痴呆数据集，笔者将该方法应用于 Transformer 的性能改进，在分类方面取得了显著的改进，特别是在 Pitt 数据集上获得的最先进的 SOTA。

第七，通过语音学和文本提取特征是早期 AD 识别的有效方法，可以构建早期 AD 分类预测模型。本研究通过提取语言学、声学和人口学的多模态特征，采用人工智能的算法识别 AD 和 MCI 患者，并对各个不同的特征组合及机器学习算法分别进行对比研究。在 2019 年科大讯飞举办的"阿尔茨海默病预测挑战赛"中的数据集，LightGBM 算法识别效果最好，并通过研究发现，年龄是 AD 识别最重要的影响因素。

第八，语言障碍可能是痴呆患者重要的早期表现。通过引入带有注意力机制的 Transformer，其效果好于传统的 RNN 和 CNN 模型。但是，对于隐式情感的表达，其仍有可以提升的空间。本研究提出的一种新的特征净化网络模型，针对不同词语的重要性赋予不同的权重，通过持续改进 Transformer 模型的表征学习，可以生成更有区别力的特征。

第九，基于波士顿失语症检测的转录文本因为是隐式情感表达，目前常见的深度学习模型很难提取有效的特征参数。本研究利用注意力机制对不同的信息词汇和句子进行定性选择。即采用一种两层注意力模型，将重要的单词聚集到句子，将重要的句子汇聚到文档中构建。本研究为隐式情感的分类任务提供了借鉴和参考的价值。

第十，基于"波士顿失语症检测"的临床小样本实证分析。为了验证本研究提出的模型在临床实际中的效果，本书基于"波士顿失语症检测"，在医院、养老院所采集的临床数据进行临床小样本量的验证以证明前期提出模型的有效性，对真实世界的数据进行实证分析。通过数据预处理、特征的统计学分析、特征提取等一系列操作，最终有效地识别 AD 患者。

　　第十一，对本论文内容进行分析和总结，并指出研究存在的问题，并对后续工作做了进一步的分析和展望。

著　者

2023 年 3 月

目　录

第 1 章

绪 论

1.1 研究背景

阿尔茨海默病（Alzheimer's disease，AD）是一种由疾病或者脑部损害导致的渐进性认知功能退化，而且退化的幅度远高于正常老化的进展。它是一种起病隐袭、进行性的慢性神经退行性疾病，临床上以记忆障碍、失语、失用、失认、执行功能等认知障碍为特征，同时伴有精神行为异常和社会生活功能减退。1906 年德国神经病学家 Alzheimer 报道了首例患者，他在给患者进行大脑病理解剖时发现了该病的特征性病理变化，即老年斑、神经原纤维缠结和神经元脱失。AD 曾被称为早老性痴呆和老年性痴呆，现一般将 65 岁以前发病者称早发型，65 岁以后发病者称晚发型；有家族发病倾向的称家族性 AD（FAD），无家族发病倾向的称为散发性 AD。

老年期认知功能障碍（俗称"痴呆"），是由于脑功能障碍导致持续性、获得性智能障碍或受损，并在认知（计算、判断、概括等方面）、记忆、语言、视空间功能、人格等多项中至少有三项受损[1]。痴呆主要包括 AD、血管性痴呆、朊蛋白病、额颞叶痴呆、路易体痴呆等，其中 AD 占主要部分。轻度认知功能障碍（mild cognitive impairment，MCI）是痴呆前的一个临床阶段，也是诸多病因引起的非痴呆性认知损害。随着人口老龄化的到来，AD 患者的数量也随之增加，给家庭和社会带来沉重的照料、医疗等负担。AD 的高发病率和高疾病负担使得预防工作迫在眉睫。

由于神经元的破坏无法复活且不可逆，目前针对 AD 没有很好的治愈方法，无论在认知逐渐恶化（MCI、AD）的哪个阶段，提早检测都可以减缓疾病的发展。健康管理的基础包括健康、疾病和干预三种状态。AD 患者从健康发展到疾病状态，会经历很长时间无知无觉的疾病潜伏期，此时如果没有任何诊断方法而任其发展，将会发展至不可逆转的痴呆，从而造成无法挽回的损失。所以 AD 健康管理的重点应该放在疾病的预防上，预防疾病的重点是对疾病的早期诊断。在 AD 的早期阶段，需要较为烦琐的医疗诊断方法，以及专业医生面对面的量表与问卷筛查等方法，因此在毫无知觉的未病状态，大部分老年人因丧失警惕而任由认知发展至严重的高危状态。所以对 AD 预防的关键问题是，找到一种方便、简单而可靠的替代医学诊断和量表筛查的方法。尽量避免发现认知已经处于 AD 状态时再去医院进一步确诊治疗，接受专业的认知康复治疗，这是目前 AD 健康管理早防早治的意义。对 AD 健康管理的关键是防重于治，预防 AD 的意义远大于病后的治疗和康复。

1.1.1　流行病学研究

目前基于 AD 的流行病学研究主要包括以下几点。

（1）患病率与发病率：AD 是一种常见的老年病。国内外的患病率研究有一些差异，大部分研究报道的结果为，65 岁以上的老年人中 AD 的患病率为 2%～5%。女性 AD 的患病率高于男性，女性为男性的 1～2 倍。患病率随年龄增长而增加。少数研究者进行了痴呆的发病率研究，我国张明园等报道了上海社区老人中 AD 的年发病率：65 岁及以上者为 1.15%；70 岁及以上者为 1.54%；75 岁及以上者为 2.59%；80 岁及以上者为 3.54%；85 岁及以上者为 3.23%。

（2）危险因素：年龄与 AD 患病显著相关，年龄越大，患病率越高。60 岁以上的老年人群，每增加 5 岁，患病率约增加 1 倍。女性患者约为男性患者的 2 倍。大部分流行病学研究都提示 AD 与遗传有关，AD 家族史是 AD 的危险因素。载脂蛋白 E（apolipoprotein E，Apo E）等位基因 ε4 是 AD 的重要危险因素。Apo Eε4 等位基因在尸解证实的 AD 患者中频率为 40% 左右，而在正常对照人群中约为 16%。脑外伤作为 AD 的危险因素已有较多报道，严重脑外伤可能是某些 AD 的病因之一。有甲状腺功能减退史者，患 AD 的相对危险度高。抑郁症史，特别是老年期首发抑郁症也是 AD 的危险因素。低教育水平与 AD 的患病率增高有关，可能的解释是早年的教育训练促进了皮质突触的发育，使突触数量增加和"脑贮备（brain reserve）"增加，因而减低痴呆发生的风险。

1.1.2　临床表现

AD 通常隐袭起病，病程为持续进行性进展。临床表现可分为认知功能缺损症状和非认知功能缺损的精神神经症状，两者都将导致社会生活功能减退。认知功能缺损症状是 AD 的认知功能损害，通常包括记忆障碍、失认、失用和失语及由于这些认知功能损害导致的执行功能障碍。

（1）记忆障碍：记忆障碍是诊断的必备条件。AD 患者的记忆损害有以下特点：新近学习的知识很难回忆；事件短期记忆容易受损，比无期记忆更容易受损；短期记忆减退常为首发症状。

（2）语言障碍：尽管早期患者有明显的记忆障碍，但一般性的社交语言能力相对保持。深入交谈后就会发现患者的语言功能损害，主要表现为语言内容空洞、重复和赘述。语言损害可分为三个方面，即找词（word finding）能力、造句能力和话语（discourse）能力减退。命名测验可以反映找词能力，患者可能以物品的用途指代名字，例如用"写字的东西"代替"笔"。语言词汇在语句中的相互关系及排列次序与句法知识有关。句法知识一般不容易受损，如有损害，说明 AD 程度较重。当 AD 病程较轻时，可能会发现患者的语言和写作的文句比较简单。话语能力指将要说的句子进行有机组合。痴呆患者话语能力的损害通常比较明显，他们可能过多地使用代词，而且指代关系不明确，交谈时语言重复较多。除了上述表达性语言损害外，患者通常还有对语言的理解困难，包括词汇、语句的理解，统称经皮质失语症（transcortical aphasia）。

（3）失认症：指在大脑皮质水平难以识别或辨别各种感官的刺激，这种识别困难不是由于外周感觉器官的损害（如视力减退）所致。失认症可分为视觉失认、听觉失认和体感觉失认。这三种失认又可分别表现出多种症状。视觉失认可表现为对物体或人物形象、颜色、距离、空间环境等的失认。视觉失认极易造成空间定向障碍，当视觉失认程度较轻时，患者容易在陌生的环境迷失方向；程度较重时，在熟悉的地方也会迷路。有视觉失认的患者阅读困难，不能通过视觉来辨别物品，严重时不能辨别亲友甚至自己的形象，患者最终成为"精神盲（mind blind）"。听觉失认表现为对声音的定向反应和心理感应消失或减退，患者不能识别周围环境声音的意义，对语音、语调及语言的意义难以理解。体感觉失认主要指触觉失认。体感觉失认的患者难以辨别躯体上的感觉刺激，对身体上的刺激不能分析其强度、性质等。严重时患者不能辨别手中的物品，最终不知如何穿衣、洗脸、梳头等而丧失基本生活能力。

（4）失用症：指感觉、肌力和协调性运动正常，但不能进行有目的性的活动，可分为观念性失用症（ideational apraxia）、观念运动性失用症（ideomotor apraxia）和运动性失用症（motor apraxia）。观念性失用症指患者不能执行指令，当要求患者完成某一动作时，他可能什么也不做或做出完全不相干的动作，可有模仿动作。观念运动性失用症的特点是不能模仿动作，如挥手、敬礼等，与顶叶和额叶皮质间的联络障碍有关。运动性失用症指不能把指令转化为有目的性的动作，但患者能清楚地理解并描述命令的内容。请患者做一些简单的动作，如挥手、敬礼、梳头等可以比较容易地发现运动性失用症，大部分轻中度 AD 可完成简单和熟悉的动作。随着病情进展，运动性失用症逐渐影响患者吃饭、穿衣及其他生活自理能力。

（5）执行功能障碍：执行功能障碍（executive function）指多种认知活动不能协调有序地进行，与额叶及有关的皮质和皮质下通路功能障碍有关。执行功能包括动机，抽象思维，复杂行为的组织、计划和管理能力等高级认知功能。执行功能障碍表现为日常工作、学习和生活能力下降。分析事物的异同、连续减法、词汇流畅性测验、连线测验等神经心理学测验可反映执行功能的受损情况。

1.1.3　精神行为和神经系统症状

AD 的精神行为症状常见于疾病的中晚期。患者早期的焦虑、抑郁等症状，多半不太愿意暴露。当病情发展至基本生活完全不能自理、大小便失禁时，精神行为症状会逐渐平息和消退。明显的精神行为症状提示 AD 程度较重或病情进展较快。AD 的精神行为症状多种多样，包括失眠、焦虑、抑郁、幻觉、妄想等，大致可归纳为神经症性、精神病性、人格改变、焦虑、抑郁、谵妄等症状群。

轻中度患者常没有明显的神经系统体征。少数患者有锥体外系受损的体征。重度或晚期患者可出现原始性反射，如强握、吸吮反射等。晚期患者最明显的神经系统体征是肌张力增高，四肢屈曲性僵硬呈去皮质性强直。临床上为便于观察，根据疾病的发展，大致可将 AD 分为轻度、中度和重度。

（1）轻度认知功能障碍：近记忆障碍多是本病的首发症状，并因此引起家属和同事的注意。患者对新近发生的事容易遗忘，难以学习新知识，忘记约会和事务安排。看书读报后能记住的内容甚少，记不住新面孔的名字。注意力集中困难，容易分心，忘记正在做的事件如烹调、关闭煤气等。在不熟悉的地方容易迷路。时间定向常有障碍，记不清年、月、日及季度。计算能力减退，很难完成 100 连续减 7 的任务。找词困难、思考问题缓慢，思维不如以前清晰和有条不紊。早期患者对自己的认知功能缺陷有一定的自知力，可伴有轻度的焦虑和抑郁。在社会生活能力方面，患者对工作及家务漫不经心，处理复杂的生活事务有困难，诸如合理地管理钱财、购物、安排及准备膳食。工作能力减退常引人注目，对过去熟悉的工作显得力不从心，患者常回避竞争。尽管有多种认知功能缺陷，但患者的个人基本生活如吃饭、穿衣、洗漱等能完全自理。患者可能显得淡漠、遇事退缩、行动比以前迟缓，初看似乎像抑郁症，但仔细检查常没有抑郁心境、消极、食欲和睡眠节律改变等典型的抑郁症状。此期病程持续 3～5 年。

（2）中度认知功能障碍：随着 AD 的进展，记忆障碍日益严重，变得前事后忘。记不住自己的地址，忘记亲人的名字，但一般能记住自己的名字。远记忆障碍越来越明显，对个人的经历明显遗忘，记不起个人的重要生活事件，如结婚日期、参加工作日期等。除时间定向外，地点定向也出现障碍，在熟悉的地方容易迷路，甚至在家里也找不到自己的房间。语言功能退化明显，思维变得无目的、内容空洞或赘述，对口语和书面语的理解困难。注意力和计算能力明显受损，不能完成 20 连续减 2 的任务。由于判断能力损害，患者对危险估计不足，对自己的能力给予不现实的评价。由于失认，患者逐渐不能辨认熟人和亲人，常把配偶当作死去的父母，最终不认识镜子中自己的影像。由于失用，完全不能工作，患者不能按时令选择衣服，难以完成各种家务活动，洗脸、穿衣、洗澡等基本生活自理能力越来越困难，需要他人帮助料理。常有大小便失禁。此期患者的精神和行为症状比较突出，常表现为情绪波动不稳、恐惧、激越、幻觉、妄想观念及睡眠障碍等症状。少数患者白天思睡，晚上活动。大部分患者需要专人照料，此期的病程约 3 年。

（3）重度认知功能障碍：一般不知道自己的姓名和年龄，更不认识亲人。患者只能说简单的词汇，往往只有自发语言，言语简短、重复或刻板，或者反复发出某种声音，最终完全不能说话。对痛觉刺激偶尔会有语言反应。语言功能丧失后，患者逐渐丧失走路的能力，坐下后不能自己站立，只能终日卧床，大小便失禁，进食困难。此期的精神行为症状逐渐减轻或消失。大部分患者在进入此期后的 2 年内会死于营养不良、肺部感染、压疮或其他躯体疾病。如护理及营养状况好，又无其他严重躯体病，仍可存活较长时间。

1.1.4　实验室及辅助检查

实验室及辅助检查主要包括以下几点。

（1）脑电生理：AD 早期脑电图的改变主要是波幅降低和 α 波节津减慢。少数 AD 患者早期就有脑电图 α 波明显减少，甚至完全消失。随病情进展，可逐渐出现较广泛的中波幅不规则 θ 波活动，以额、顶叶比较明显。晚期可出现弥漫性慢波，但局灶性或阵发性异常少见。典型情况是在普遍 θ 波的背景上重选着 δ 波。事件相关电位（event related potentials，ERP）是近年较受重视的脑电生理新兴技术。研究表明，N400 或 P600 异常的轻度认知损伤（MCI）患者，在 3 年内进展为 AD 的概率为 87% ～ 88%。

（2）脑影像学检查：CT 对 AD 的诊断与鉴别诊断很有帮助。AD 患者脑 CT 检查的突出表现是皮质性脑萎缩和脑室扩大，伴脑沟裂增宽。颞叶特别是海马结构的选择性萎缩是 AD 的重要病理变化，磁共振成像（MRI）比 CT 能更早地探测到此变化。目前的神经影像学技术能从分子水平、细胞水平、代谢水平和微循环等角度对 AD 患者脑结构与功能进行全面评估，其诊断 AD 的作用已发生巨大改变。2011 年美国国立衰老研究所 - 阿尔茨海默病协会（National Institute on Aging and Alzheimer's Association，NIA-AA）新标准已正式纳入三种影像标志用于确诊或辅助诊断 AD，包括淀粉样蛋白 PET 成像阳性，MRI 显示内侧颞叶、海马萎缩，以及 FDG-PET 显示颞顶叶代谢降低。淀粉样蛋白 PET 成像通过 Aβ 显像剂可直接在活体动态观察 AD 脑中 Aβ 沉积的分布，对 AD 早期诊断具有独特优势，对鉴别 MCI 亚型、评估疾病预后很有价值。磁共振成像包括结构磁共振成像（sMRI）和功能磁共振成像（fMRI），新标准中的 sMRI 影像标志有利于 AD 痴呆和 MCI 诊断，它显示的脑萎缩程度与认知评估结果显著相关，有助于监测 AD 进展。FDG-PET 显像测定的大脑皮质葡萄糖代谢率主要反映神经和突触活性，故可以利用对血流、代谢等检测对 AD 进行早期诊断和鉴别诊断。

（3）脑脊液检查：AD 患者的脑脊液常规检查一般没有明显异常。AD 患者脑脊液中的 tau 蛋白升高，Aβ42 降低，具有辅助诊断价值。检测脑脊液检查（CSF）中 Aβ42 诊断 AD 的特异度＞ 90%，敏感度＞ 85%。AD 的 CSF 总 tau 蛋白（T-tau）水平显著升高，约为正常对照组的 3 倍，但特异性较低，在脑卒中、Creutzfeldt-Jakob 病和大部分神经退行性病变中均有升高。研究发现，磷酸化 tau 蛋白（P-tau）与 T-tau 相比，对 AD 的特异性更高。抑郁症、脑卒中、血管性痴呆、帕金森病的 P-tau 水平可以正常。采用高灵敏度的单克隆抗体技术检测多种不同位点磷酸化 P-tau 水平，如苏氨酸 181、231 位点和丝氨酸 199、235、396 等系列位点，能鉴别额颞叶痴呆和路易体痴呆。

（4）神经心理测验：AD 的神经心理缺陷在某些方面可能更为突出。记忆功能受损最严重，而短期记忆又比某些长期记忆容易受损。疾病早期语言功能相对保持，但语言理解和命名能力比口语重复和造句能力更易受损。AD 的顶颞叶受损最明显，而原始性运动、感觉和视觉皮质结构相对保持完好。这些损害特点能够解释语言、视觉空间等主要高级认知功能易受损。AD 的中颞叶损害也较明显，包括海马、海马旁回等结构，这可解释 AD 的记忆损害。"晶态"认知功能与经验和知识密切相关，具体表现为推理能力。"液态"认知功能是指与认知内容无关的基本认知功能，与吸收和加工外界信息的速度和灵活性密切相关，主要由遗传决定，从注意集中能力及动作的灵活性可反映出来。正常衰老的"晶态"认知功能不会减退，经过训练，此功能还可增强，"液态"认知功能虽有减退，但程度轻而且进度缓慢；相反，AD 患者的上述两种认知功能都显著下降，而且"液态"认知功能下降的时间显著提前。

1.1.5 诊断与鉴别诊断

国内目前使用的 AD 诊断工具是 ICD-10 精神与行为障碍分类。AD 的诊断仍然依靠排除法，即先根据认知功能损害情况，判断是否有痴呆，然后对病史、病程、体检和辅助检查的资料进行综合分析，排除各种特殊原因引起的痴呆后才能做出 AD 的临床诊断，确诊 AD 有赖于脑组织病理检查。由于痴呆患者认知功能损害，不能提供完整、可靠的病史，故更多的情况下需要通过知情人包括亲属和照料人员来了解病史。接下来要对患者进行精神检查和体格检查。精神检查前，通常会用一个简短的标准化的痴呆筛查工具对患者的认知功能进行初步检查，国内外使用最多、信度和效度比较好的是简易智力状态检查量表（mini-mental state examination，MMSE）。该测验简便易行，可在短时间内了解患者的总体认知情况，但这种筛查并不能代替详细的精神检查。精神检查的重点是评价患者的认知功能状态，在体格检查时要特别强调对患者进行详细的神经系统检查，最后需要进行痴呆诊断的实验室检查。诊断 AD 的常规辅助检查项目应包括血、尿、粪常规检查，胸部 X 线检查，血清钙、磷、钠、钾，肝、肾功能，梅毒筛查，艾滋病毒筛查，血 T_3、T_4 测定，血维生素 B_{12} 及叶酸测定，脑电图检查，脑 CT 或 MRI 检查。

2011 年，美国 NIA-AA 新修订了 AD 的诊断标准，该标准把 AD 病程分为三个阶段：无症状的 AD 临床前期（preclinical AD）、AD 所致轻度认知损害期（mild cognitive impairment due to AD）和 AD 所致痴呆期（dementia due to AD），不同病程阶段有不同的生物学标志物变化。采用分子诊断技术可在活体检测到 AD 相关生物标志，可及早评估认知的发展变化，指导 AD 的临床早期诊断与治疗。

无症状的 AD 临床前期可细分为三阶段：年龄、遗传和环境因素交互作用下，首先出现 Aβ 代谢异常和大量聚集；随后发生突触功能失调、胶质细胞激活、神经纤维缠结形成、神经元凋亡等早期神经退行性变；接着发生轻微认知功能下降（比 MCI 临床症状更轻）。

生物标志物异常与上述 AD 病理生理级联过程一致：首先是 CSF 中 Aβ42 水平降低、正电子发射断层成像（PET）显示 Aβ 示踪剂沉积增加；随后出现神经元损伤的标志物如 CSF 中 T-tau 蛋白或 P-tau 蛋白升高、18- 氟脱氧葡萄糖（FDG）PET 显示颞顶区代谢降低，MRI 显示内侧颞叶、边缘叶和颞顶区皮质结构萎缩。临床前期诊断依据几乎完全基于 AD 生物学标志物。NIA-AA 标准纳入了上述 5 种生物标志物用于临床诊断。AD 所致 MCI 记忆减退等认知损害表现，但日常生活功能不受影响，是介于正常老化与痴呆之间的过渡状态，具有转化为 AD 痴呆的高风险。Aβ 聚积和神经元损伤两类生物标志用于此期，有助于建立与 AD 临床损害有关的病理变化，尤其是代表神经元损害的标志物，可提示 MCI 进展为 AD 痴呆的可能性。

随着人工智能、自然语言处理和机器学习的发展，通过新技术对 AD 进行辅助诊断成为可能。波士顿诊断性失语症检测（Boston diagnostic aphasia examination，BDAE）是一种综合性的失语症检测方法，可以用来初步诊断认知功能发生障碍的老年人。目前基于语音识别和文本分析对老年人的认知状况进行初步诊断已经逐渐成为研究热点。本研究通过提取与认知最相关的语音学和语言学的关键危险因素（特征参数），建立 AD 智能辅助诊断模型，用人工智能模型诊断认知功能障碍患者，比医学诊断和量表筛查更经济、更快速、更方便。人工智能技术为聚焦老年人的健康管理，积极应对老龄化的到来提供了技术支撑，具有广阔的应用前景。

1.2　研究意义

研究显示，约 19% 的 65 岁以上的老年人患有 MCI，每年有 10%～15% 的 MCI 老年人转化为痴呆，其中有 46% 在 3 年内转化为痴呆。全球由于认知功能障碍而死亡的人数是前列腺癌和乳腺癌致死人数的总和，但是每年只有 16% 的人得到常规的认知评估。据统计，2015 年全球用于治疗痴呆的费用高达 8000 多亿美元，相当于全球国内生产总值的 1.1%[2]。2020 年《柳叶刀》子刊《柳叶刀—公共卫生》杂志报道 [3]，中国 60 岁以上的人群中有 1507 万人患有痴呆症，其中 983 万人患有 AD，392 万人患有血管性痴呆。MCI 患病率为 15.5%，即中国有 3877 万人患有轻度认知障碍。在美国，AD 患病的状况也不容乐观，目前有 580 万美国人患有 AD，约 1/3 的美国老人去世时患有认知功能障碍。2000—2017 年，因为 AD 而死亡的人数已经增加了 145%，同时在家庭护理方面也面临巨大的花费。2019 年，美国在长期护理、医疗和临终关怀方面用于治疗 AD 和其他痴呆的费用约为 2900 亿美元。据估计，到 2030 年，全球将有 76 亿人被诊断为 AD 或其他痴呆。AD 已经逐渐成为一个世界性的难题。

研究认为，AD 预防大于后期治疗的效果。以目前的医疗水平，一旦患有 AD，不可能根治，只能减缓疾病的发展速度，终点只能是死亡，所以早期检查加预防格外重要。如果能够提早检测认知状况下降，再通过药物治疗、合理饮食、体育锻炼等手段进行干预治疗，早期 AD 患者的认知能力有可能改善。上工治未病，预防 AD 的意义远大于病后的干预治疗。如果可以提前 10～20 年发现 AD，并且把控好风险因素，再提前进行药物干预及其他的康复手段，将在很大程度上延缓病情的进展，毕竟 65 岁和 80 岁的中重度患者在医疗费用、家庭护理和个人生命质量等方面截然不同。早期诊断不仅意味着能够及早对患者的病情进行有效控制和缓解，减轻护理费用支出，而且对于病症治疗方法的开发也有着重要的促进作用。因此需要可靠、方便的技术监测和诊断疾病的发生发展过程，以便在疾病出现临床症状之前进行有效干预，从费用支出、方便程度、人体的影响等各方面对 AD 进行早期诊断都非常重要。

1.3 选题依据

研究人员曾经发现，AD 除了对患者的记忆、情绪、注意力等产生影响外，还对患者的语言能力产生重要的影响[4]。话语是心理活动的反映，它能清楚地表征语言、认知和交际之间错综复杂的关系[5]。语言受到干扰是 AD 患者的普遍表现[6]，语言的障碍甚至可能早于定向力和记忆的障碍[7-8]，临床检测痴呆的量表中也包括语言能力的最低评估。语言能力长期以来被认为是 AD 患者的一个重要特征，Faber-Langendoen 等[9] 发现 48% 的轻度 AD 患者在标准语言测试中有失语症的迹象。Forbes-McKay 等[10] 分别记录轻度和中度 AD 患者所产生语言的语义和语音错误。在 AD 阶段，基于语言的方法提高了诊断的准确性[11-13]。所以，相比于注意力、记忆和其他的认知功能指标，在 AD 的早期诊断中，语言可能是一个更好的辨识指标[14]。语言的变化可能是早期发现认知衰退的敏感标志[15-16]，基于语言学的 AD 自动智能辅助诊断方法具有很大潜力。

AD 患者语言功能的研究是国内外临床语言学非常重要的研究领域，对早期疾病的诊断和晚期语言的康复都具有重要的启示作用。在疾病的早期诊断中，语言功能检测可以作为患者病情发展的重要方法。由于 AD 的隐蔽性和进展性，以失忆或遗忘作为发病与否的参照物显然会耽误疾病的诊断，记忆功能衰退是正常老化过程中自然发生的事件，病情经常在患者不自知的情况下加重，耽误最佳的治疗时间。如果将语言的功能变化作为 AD 诊断的参照物，将会为 AD 的早期发现和早期治疗提供参考。因为语言功能能够反映大脑活动的表征。语言功能的退化和认知神经功能的损害具有一定的内在联系，患者语言的产出是他们复杂思维活动的结果。同时认知状况是不断发展和变化的，Larrieu 等[17] 和 Howieson 等[18] 的研究发现，一些患者会从 MCI 稳定发展为 AD，而另一些患者会保持 MCI 的状态许多年，甚至少数患者也能恢复到正常的认知状态，其中主要的区别是能否对疾病早期发现、早期治疗，所以实时地早期监测疾病的发展非常重要。临床医生为了提高 AD 治疗的效果，可以对患者的语言制订相应的诊疗方案，帮助患者及其家庭成员认识并了解其语言行为，以便更好地交流。

根据现有的研究结果，我们可以认为 AD 的语言缺陷在 AD 早期阶段已经存在，通过不同语言域的客观测量识别这些患者的认知状态非常重要。然而，迄今为止，适合 AD 早期的诊断方法还很少。几乎所有的队列研究都证实语言功能失调对 AD 诊断的意义，以及大规模、前瞻性的纵向研究的意义，但是现在还缺乏这样的纵向研究。随着大数据、机器学习尤其是深度学习的发展，通过人工智能的方法诊断 AD 患者逐渐成为研究的热点。目前研究的热点（如深度学习算法）可以在不需要专业知识的情况下，自动提取语言的语义特征，诊断的效果甚至好于专科医生。因此，构建一套完整的图片描述任务、语音采集、话语分析、认知判定 AD 的人工智能诊断方法具有重要的理论和现实价值。利用人工智能技术，尽早地发现并诊断出老年人语言上的变化，在疾病未发生时改变生活习惯，积极锻炼，做好预防措施，这符合中医"治未病"的思想，可以有效降低 AD 的发病率，提高生活质量。全民健康不仅是个人的心愿，更是符合国家健康战略的最终目标。

1.4 研究内容

本研究围绕"治未病"与健康管理的服务理念，在相关文献综述和专家咨询的基础上，采用波士顿诊断性失语症检测的图片描述任务，提取与认知有关的人口学、语音信号和转录文本特征，搭建一套快速、高精准的基于语言学的 AD 智能辅助诊断模型。通过构建家庭监护系统开发手机 APP，通过 APP 上传医院和养老院老年人的语音和人口学数据，通过对来自真实世界的临床样本数据集进行实证分析，验证前期提出模型的有效性和可靠性。本研究主要围绕以下内容展开。

（1）基于智能辅助诊断的 AD 健康管理方法：早期诊断是 AD 健康管理的切入口。健康管理三部曲包括健康监测、健康评估和健康干预。通过收集语音数据集并对其预处理，加上人口学信息实现 AD 的健康监测。通过建立智能辅助诊断模型评估认知的不同等级状况（正常、MCI 和 AD），这一步是 AD 健康管理的关键步骤（即健康评估），和以预防为主的中医"治未病"管理理念不谋而合。后期针对不同等级进行分级诊疗，我们提出通过健康教育达到健康干预的初期目标。

（2）AD 智能辅助诊断模型的构建：通过对 AD 患者智能辅助诊断相关的文献回顾，系统梳理患者语言学的主要特征参数、诊断模型的逻辑架构及构建方法，基于波士顿诊断性失语症检测的图片描述任务建立 AD 智能辅助诊断模型。该模型首先从语音信号和文本内容两个方面分析 AD 患者的特征参数，然后将这些特征输入机器学习算法进行有效分类，得到 AD 的智能辅助诊断模型。实验采用公共数据集训练模型，再通过测试集验证模型的有效性。

（3）基于共享参数的小样本迁移学习：在 AD 健康识别时，常常因为数据隐私等限制，使得有标签数据集难以获取，导致深度学习模型鲁棒性及分类效果较差。本研究提出基于共享参数的迁移学习方法解决此问题。通过建立预训练的深度学习模型，再用小样本的转录文本数据重新训练、验证和测试模型。实验结果表明，我们提出的方法使 AD 识别的准确率达到最好的（state-of-the-art，SOTA）效果，证明此方法是一种切实可行的小样本 AD 健康识别方法。

（4）可解释性学习：在医疗健康领域，智能辅助诊断模型需要提供足够的可解释性，即解释模型给出诊断结论的证据。目前因为深度学习的"黑盒"性质导致模型的解释性不足，难以满足临床应用的需求。本研究提出一种基于 KNN 思想可以提高模型可解释性的方法，此方法可以对不同认知的人群的文本词性进行分析，即 AD 和正常人使用动词和名词的区别，以此解释不同认知人群的语言特征。

（5）家庭监护系统的设计开发与实证研究：首先设计一款针对 AD 患者的"认知者健康云"家庭监护系统，利用语音传感器采集数据，结合个人的人口学信息，实现家庭认知风险评估及个性化的健康护理方案，为"健康云"提供健康咨询、云端健康管理及健康膳食等个性化服务，为 AD 迈入家庭化健康监护奠定基础。然后基于此开发手机 APP 对认知功能障碍的老年人实施健康管理。经过培训的医护人员对医院及养老院老年人采用手机 APP 上传个人语音数据及人口学信息。将采集的数据进行预处理、统计学分析、特征提取等前期工作，然后放入第 4 章提出的智能辅助诊断模型中进行实证检验，得到认知诊断结果。在结果评估中，采用量化评价方式，对诊断模型和实施方案的可行性进行有效性评价。

1.5　研究思路

本研究采取以下主要研究方法（图 1-1）。

（1）文献资料法：围绕"治未病"与健康管理的服务理念，以建立"治未病"与健康管理的辅助诊断模型为中心，系统性查阅有关管理学相关的理论、"治未病与健康管理"理论、认知语言学等文献资料。在资料阅读和分析的基础上，梳理逻辑，分别从临床和科研角度，调查国内外关于 AD 语言学的最近研究进展，以及目前的研究难点，了解和掌握该领域的相关的基础背景知识以及有关 AD 的健康管理和健康教育方法。其中英文文献检索方法包括通过 SCI/SSCI、PubMed、Elsevier Electronic

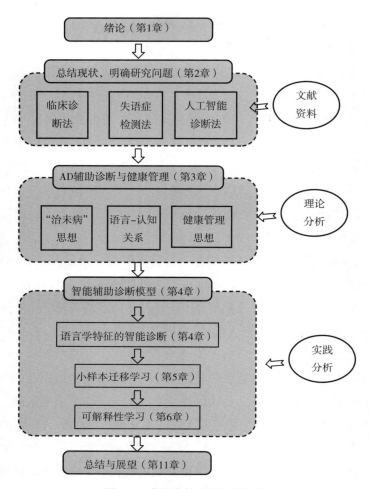

图 1-1　本研究的研究思路框架

Journals、Science Direct、PNAS、Springer Link、EBSCO、Web of Science 数据库检索有关［Traditional Chinese Medicine（TCM）、MCI、AD、Natural Language Processing、Deep learning］等方面的文献，做好文献的记录、归纳、总结等工作。中文文献检索方法包括 CNKI、维普、超星期刊、万方数据资源检索有关痴呆、轻度认知功能障碍、语音识别、文本分类、深度学习的期刊、书籍和论文等资料。通过阅读摘要筛查论文，选取相关的重要文献精读、分析，做好文献记录的整理、归纳、总结等工作。

（2）理论分析法：就初步设计的研究方案和技术方法从医学和计算机角度进行初步分析。通过走访医院老年保健科、神经内科和养老院等认知功能障碍患者集中的单位，从临床医生、保健医生及管理人员方面了解痴呆老年人的身体状况、日常表现、语言特点、健康护理日常等信息，了解内容涉及痴呆患者的保健、老年人服务及健康促进管理要求、老年人的交流障碍等内容。结合专题小组的讨论，筛选痴呆者语言学的关键特征。通过对神经内科医生、心理医生、痴呆患者、轻度认知功能障碍患者及医院相关的工作人员和患者家属进行细致而深入的访谈，了解广泛而充分的信息，掌握研究对象的行为动态，为后期智能辅助诊断模型的构建提供语言学素材。

（3）实践分析法：利用不同方法思路探究目前智能诊断模型，建立早期 AD 智能辅助诊断模型。分别从语言学特征、小样本迁移学习和可解释性学习三个方面建立 AD 智能辅助诊断模型，并通过实验结果，对模型有效性进行实验验证。

1.6 文章的组织结构

第 1 章：首先阐述论文的研究背景和研究意义，基于语言学的 AD 临床诊断的研究基础；其次对本文的研究内容及研究方法进行阐述、分析和总结；最后就论文采用的技术路线和组织结构做了较为详尽的说明。

第 2 章：主要介绍国内外研究现状，包括三部分的内容。第一部分介绍 AD 临床上常用的诊断方法；第二部分介绍波士顿诊断性失语症检测常用的语料库和文本标注方法；第三部分介绍人工智能的辅助诊断方法，包括基于语音信号和文本信息的特征分析法、深度学习诊断方法及结合知识的深度学习诊断方法，全面阐述基于语音和语言学的 AD 智能辅助诊断相关的数据集、特征分析、研究方法等内容。

第 3 章：主要介绍基于"治未病"思想的 AD 智能辅助诊断与健康管理内容，包括"治未病"思想下 AD 早期诊断的理论知识、认知和语言的关系、健康管理理论知识、基于 AD 健康管理的三部曲。

第 4 章：针对图片描述任务，提出一种基于语音和文本分析的 AD 的智能辅助诊断模型。章节从数据收集与分析、数据特征探索分析、特征选择、降维算法、机器学习建模、性能评价和实验结果分析等方面详细阐述了辅助诊断的主要过程。实验围绕不同的分类及降维算法、不同的向量维数分别进行对比研究，目标是得到性能最好的诊断模型。

第 5 章：就医疗健康领域 AD 样本数据不足的问题，提出一种新的方法解决 AD 小样本数据的分类问题。算法思想是采用迁移学习对深度学习算法进行预训练，再将预训练得到的参数（即学习的知识）迁移到小样本数据集中，让算法从非常少量的样本中高效地学习。模型在公共数据集上表现良好，并与多个分类器的分类性能做了多重比较检验，最后对本章节的内容进行讨论与总结。

第 6 章：主要针对深度学习的不可解释性，提出一种可解释性 AD 诊断方法。首先，将转录文本对话的内容按照类别归类，并提取文本的关键词，计算新的数据与这两类关键词之间的相似度，距离相近者类别相同。同时，用表现最好的关键词分析 AD 患者的词汇表现。此方法通过调整关键词数量得到最好的分类性能，训练过程简单高效。通过关键词分析发现 AD 患者和正常对照组在词性使用方面的不同之处，这与系统功能语言学的词性描述相符，验证了两种方法的一致性。

第 7 章：语言障碍可能是痴呆患者重要的早期表现。本研究通过提取语言学、声学和人口学特征，采用机器学习的算法识别 AD 和 MCI 患者，并对各个特征参数、流行的机器学习算法进行对比研究。数据集采用 2019 年科大讯飞举办的"阿尔茨海默病预测挑战赛"数据集，其中 LightGBM 算法的识别效果最好。通过对最重要的特征参数进行分析，发现年龄是 AD 和 MCI 识别最重要的影响因素。

第 8 章：通过引入带有注意力机制的 Transformer 模型，可以利用注意力机制对不同的词赋予不同的权重，表现出比 CNN 和 RNN 更好的性能。但是，其性能仍有可提升的空间。为了获得更有区别度的特征，提出一种特征净化模型提高 Transformer 模型的表征学习能力。它包括两个子网络，一个用于学习不同类别的共同表征向量，另一个用于净化特征向量，通过持续改进 Transformer 的表征学习，可以生成更具鉴别性的特征向量用于 AD 诊断。

第 9 章：阿尔茨海默病（AD）由于转录文本具有隐式情感，神经网络难以对其提取更有效的特征。最近基于神经网络的方法并没有关注 AD 转录文本中隐含的情感特征。本研究提出一种两层注意力机制，通过将重要的单词汇聚到句子向量中，将重要的句子聚集到文档向量中构建。实验结果验证该方法在学习隐式情感表征方面的有效性，同时，本研究利用注意力层对信息词汇和句子进行定性选择，为隐式情感的文本分类提供很好的启发。

第 10 章：本章采用"波士顿失语症"的认知评估模型检测 AD 患者，分别在医院、养老院采集真实世界的数据，验证前期提出的智能辅助诊断模型的有效性。采用第 4 章提出的模型作为预训练模型，采集的真实世界的数据作为测试集，将测试集数据放入模型进行认知诊断，实验得到较好的诊断结果，为诊断模型在现实场景中落地奠定了一定的基础。同时，本章对 AD 辅助诊断模型应用于现实世界遇到的问题进行了总结与探讨。

第 11 章：对本论文内容进行分析和总结，并指出研究存在的问题，并对后续工作做了进一步的分析和展望。

第 2 章

国内外研究现状

本研究围绕"治未病"和健康管理的服务理念，以建立治未病与健康管理的 AD 智能辅助诊断方法为主要研究内容，系统性查阅有关管理学相关的理论、"治未病与健康管理"理论、认知语言学等文献资料。在资料阅读和分析的基础上梳理逻辑，文献检索围绕 AD 的临床诊断方法、波士顿诊断性失语症检测方法及基于语言学的 AD 智能辅助诊断法这三部分的内容展开研究，了解这些领域最新研究进展、研究难点及未来研究方向等知识。

2.1 阿尔茨海默病临床诊断方法

（1）量表筛查法：目前临床医学对 AD 的快速筛查主要采用量表法，包括简明精神状态检查（mini-mental state examination，MMSE）量表[19]、蒙特利尔认知评估（Montreal cognitive assessment，MOCA）量表[20]、临床痴呆评定（clinical dementia rating，CDR）量表、记忆与执行筛查量表（memory and executive screening scale，MES）及简易智力状态（mini-cog）量表。诊疗程序需要医疗专家和患者一对一检查。这种方法价格低廉，诊断过程需要一小时左右，而且特异性很低。如 MMSE 量表由记忆力、定向力、语言、注意和计算力组成。许多研究者认为，量表的得分并不能反映其认知的整体表现，只能作为病情发展的最初指标，还需要结合神经心理学等手段综合判定。表 2-1 是临床医生在 AD 发病的早期、中期和晚期进行诊断的标准。

（2）医学诊断法：目前常用的医学诊断方法包括病理检查、磁共振成像（magnetic resonance imaging，MRI）、正电子发射断层显像（positron emission tomography，PET）、AD 生物标志物（脊髓液检查、血液检查和尿液检查）等。这些检测方法在操作的安全性、价格、难易程度、精度和特异性方面各有优缺点。如病理检查结果绝对准确可靠，但是不能进行活体检测，只能在人过世后才能实验。MRI 和 PET 检查价格较贵，但可靠的生物标志物可以早期识别疾病，然而现有的生物标志物（如脑脊液检测和淀粉样配体成像）具有侵袭性、耗时和昂贵的特点，因此不适合常规或大规模检测 [21-22]。Bateman 等 [23] 认为血浆淀粉样蛋白水平可以作为 AD 病理的标志物，但是该标志物和其他血源性生物标志物的诊断潜力尚未得到充分评估。因为血液中有大量蛋白质和脂质，Aβ 会与这些"杂物"结合，导致血液检查困难。以上所述的医学检测方法不尽如人意，需要综合病理检查、认知神经科学、神经心理学等多种手段进一步分析患者的认知及其记忆损伤。

迄今为止，有关 AD 的临床诊断并没有标准统一的方法，临床医生通常采用多种方法综合进行诊断。这些方法过程烦琐且价格昂贵，给临床诊断带来诸多不便。

表 2-1　AD 的临床分期诊断标准［JCG 方案（2017）］

病床分期	序号	项目
早期（初发期）	1	具备记忆和（或）其他认知领域的症状之一：忘记前后或混淆时空；不认识熟人或难以辨认常见物；欲言无词或指物难名；性格改变或退缩迟疑
	2	临床痴呆评定量表（CDR：0.5 ~ 1.0）
	3	认知功能的轻度损害（MMSE：21 ~ 26）
	4	病程约 6 年
中期（进展期）	1	具备精神、情绪、行为症状之一：妄闻妄见；淡漠抑郁 / 急躁易怒；无欲无语或多梦早醒；言语不清或迷路走失
	2	CDR 为中度（CDR：2.0）
	3	认知功能中度损害（MMSE ≤ 10）
	4	病程约 3 年
晚期（恶化期）	1	具备较重的行为、精神和生理功能的症状之一：形神失控（躁扰不宁或激越攻击）；神惫如寐（迷蒙昏睡）
	2	CDR 评定为重度（CDR：3.0）
	3	认知功能重度损害（MMSE ≤ 10）
	4	病程约 3 年

注：在任何阶段，1+2 或 3 或 4 即可判定 AD

2.2　波士顿诊断性失语检测

临床上基于语言学的 AD 评估方法，包括图片描述任务（cookie-theft picture description）、延迟故事回忆（story recall）和词汇流畅性测试（vocabulary fluency）等，

本书所有实验都是采用图片描述任务（图 2-1），该方法简单高效，受到国内外医疗专家的认可，患者在图片命名的表现显著低于健康老年人[24]。该图片是 Goodglass 和 Kaplan 于 1972 年设计的"波士顿诊断性失语症检测"（the Boston Diagnostic Aphasia, BDAE）[25, 40]。在图片描述语料的收集中，数据集主要包括两种形式：一种是以参与者为主导的形式，医生尽量让参与者进行自然对话，医生极少参与对话，只进行必要的提示，目标是尽可能在真实的情况下收集参与者的语料，提高分析和评估的准确率，因此对语料的标注要求很高（如后面采用 DementiaBank 数据库的英文语料库，在第 5、6、8、9 章）；另一种形式是医患对话，一般发生在问诊过程中，医生占主导，以问答的形式进行，语料的收集过程比较简单，语料的标注方式也比较灵活，例如第 4、7、10 章采用科大讯飞的中文语料库，笔者将在相应的章节中详细描述各个数据集的标注方法，在第 10 章详细描述整个实验的流程。

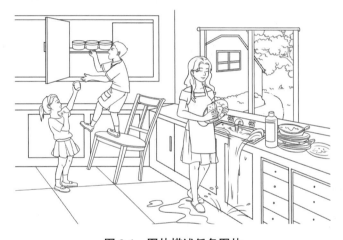

图 2-1　图片描述任务图片

2.2.1　语言功能语料库

在波士顿诊断性失语检测的启发下，越来越多的研究者研究并公开了痴呆症患者的语言功能语料库，包括第 3、5 章的 2019 年科大讯飞比赛的语料库（http://challenge.xfyun.cn/2019/gamedetail?blockId=978）和第 4 章的 InterSpeech 2020 语料库（http://www.interspeech2020.org/），也是 DementiaBank 数据库的部分内容。InterSpeech 是语音领域的顶级会议，每年举办一次。DementiaBank 公共数据集（https://dementia.talkbank.org/）是一个多媒体交互的共享数据库，主要用于研究痴呆症患者的语言功能，是全世界研究痴呆症患者语言学规模最大、语种最全的语料库，目前很多研究都采用这个数据库中的数据集，语言包括英文、中文（含闽南语）、德语、葡语、葡萄牙语等多个语种。

2.2.2　语料库文本标注

文本标注主要是为文本分析服务的，因为原始的语料是语音信号，首先需要将语音转写为文本，并获取文本特征所需要的"标记（token）"。转写就是把语音内容转录成文本材料，通过对其进行体态记录、分词及词性标注工作，使语音内容变为可以做统计分析的专业性资料。文本特征的提取根据不同的数据集、不同的标注方式而有所不同。如 DementiaBank 数据库是通过 CLAN 系统[26]进行文件的转写，它起初主要是用在记录管理儿童的对话资料，目前是全世界所有语言的管理软件，主要是通过标准化转录语音内容的一套程序。而本书第 4、6 章采用的是科大讯飞转录程序（科大讯飞视听平台网站：https://www.iflyrec.com/），它是基于对话过程中每句话的起止时间、说话对象以及说话内容的简单的词性、语法等的标注，科大讯飞标注数据集示例如图 2-2 所示。第 4 章采用 CLAN 系统对数据集进行标注，主要是针对对话内容的基本词性、语法等比较全面的标注，DementiaBank 标注数据集示例如图 2-3 所示。

2.3 基于语言学的阿尔茨海默患者工智能辅助诊断

随着人工智能的发展，利用自然语言处理（natural language processing，NLP）技术、语音信号处理、机器学习（machine learning，ML）和深度学习（deep learning，DL）进行 AD 智能辅助诊断已经逐渐成为目前研究的热点，取得了很好的成果。

自动语音识别（automatic speech recognition，ASR）、NLP、机器学习等技术的发展，已经改变了人类和计算机交互的方式，使语言处理应用程序成为日常生活中熟悉的一部分。如 Alexa、Siri 和谷歌的 Translate 都依赖于机器学习和 NLP 算法。ASR 是将语音内容转换为计算机可读的输入，使计算机具有处理人类语言的能力。NLP 的发展归因于最新的机器学习算法进展、更大的分布式计算能力、海量的数据集，以及对人类语言结构更深层次的理解。在临床领域的应用方面，这些技术无疑正在改变我们评估 AD 和其他神经退行性疾病的能力。由于临床诊断的不尽如人意，能够快速、准确、可靠而无侵入地对疾病进行诊断显得尤为重要。人工智能的方法能够满足这些目标，甚至可以识别那些处于疾病早期风险的人群。

有了远程监测的能力，持续评估疾病性质的可能性会发生变化，因此常规的 AD 监测可以在不需要医院探访的情况下完成。语言测试的自动化分析使得开发一个成功而简单方便的工具（如电脑端系统或手机端微信小程序、APP 等）成为可能，能够

no	start_time	end_time	speaker	value
1	0	1.81975	<A>	&啊下面是这样&啊
2	1.81975	2.09325	<NOISE>	<NOISE>
3	2.09325	10.23488	<A>	我呢给你看一幅图&啊，我要给你看一幅这张图片&啊我们来看，你告诉我你在这张图片上看到了什么，
4	10.234875	12.44381	<A>	然后呢他们在做什么？
5	12.4438125	17.24044	<A>	然后呢你要把看到的东西告诉我越多越好&啊。
6	17.2404375	17.84	<NOISE>	<NOISE>
7	17.84	19.74388	<A>	你看到的东西都可以说。
8	19.743875	36.52156	<NOISE>	<NOISE>
9	36.5215625	38.01525	<A>	&嗯说说看好了，
10	38.01525	38.90931	<NOISE>	<NOISE>
11	38.9093125	40.60281	<A>	就这张图片里。
12	40.6028125	43.00113	<NOISE>	<NOISE>
13	43.001125	44.3475	<B>	【上海话】
14	44.3475	45.21	<NOISE>	<NOISE>
15	45.21	47.31375	<B>	看到摔下来了。
16	47.31375	47.91331	<A>	&嗯。
17	47.9133125	49.08088	<NOISE>	<NOISE>
18	49.080875	49.68044	<A>	&啊。
19	49.6804375	51.34238	<NOISE>	<NOISE>
20	51.342375	52.58025	<DEAF>	<DEAF>
21	52.58025	55.12919	<B>	盘子这个水漫出来了。
22	55.1291875	56.35988	<A>	&嗯还有&吗？
23	56.359875	58.16913	<NOISE>	<NOISE>
24	58.169125	59.32619	<B>	下面是柜子&啊。
25	59.3261875	59.72588	<NOISE>	<NOISE>
26	59.725875	60.83038	<A>	&嗯&嗯。
27	60.830375	63.28125	<NOISE>	<NOISE>
28	63.28125	64.90119	<B>	上面是什么东西&啊？
29	64.9011875	69.70831	<NOISE>	<NOISE>
30	69.7083125	71.38081	<B>	&呃〈药药〉/药箱&啊，
31	71.3808125	72.86394	<B>	一个帽子&啊，
32	72.8639375	73.78963	<B>	一个帽子，
33	73.789625	79.575	<NOISE>	<NOISE>

图 2-2　科大讯飞标注数据集示例

@ID:	eng|UPMC|PAR|83|female| 620-1v-0|Participant|24|
*INV:	picture.
*INV:	tell me everything you see going on.
*PAR:	little boy's stealin(g) cookies out o(f) the cookie jar.[+ gram]
*PAR:	little girl's whisperin(g) not to tell. [+ gram]
*PAR:	his chair's [: stool's] [* s:r] gonna [: going to] fall.
*PAR:	his mother's at the sink washin(g) dishes.
*PAR:	she's spilled the water all over.
*PAR:	it's runnin(g) all over the floor.
*PAR:	she's dryin(g) a plate.
*PAR:	she's &uh lookin(g) out the window.
*PAR:	the little boy's stool's gonna [: going to] fall.
*PAR:	he's got a cookie in his hand.
*PAR:	he's reachin(g) for a second one.

图 2-3　Dementia Bank 标注数据集示例

允许医疗条件有限的人在家里使用电脑或移动设备诊断早期的痴呆迹象，也有助于临床医生进行住院诊断。我们最终的目标是针对不同个体，开发有效的评估及干预技术，以恢复认知功能或减缓其衰退的过程。

不同的技术可用于诊断 AD 患者。目前人工智能方法诊断 AD 主要包括以下两种方法：基于专家知识的特征提取结合机器学习方法，以及深度学习算法。第一种方法在早期已经被广泛研究，其优点是模型的可解释性较好，缺点是需要稳固的专业知识、提取的特征缺乏完整性、模型的精确度不高，可移植性差。因为这种方法通常适用于特定的任务场景，一旦场景发生变化，这些人工设计的特征和预先设置无法适应新场景，需要重新设计特征工程，因此模型的可移植性并不好。随着深度学习范式的到来，直接从描述数据集分布的转录文本中提取高级抽象特征已经成为可能。其优点是既可以直接提取输入数据集的特征向量，也可以将人工设计的特征添加到输入数据集的特征映射中，而无需专业的知识，模型的精度一般较高。缺点是模型的可解释性不高。而且，这种方法需要精巧地设计模型的网络架构，以使其更好地理解语言本身的意义、获取有效的表征向量。

在临床医学领域，由于大脑神经认知机制与语言本身的关系尚不明确，影响了AD语言学的发展。而对 AD 患者语言特征的分析，特别是语言特征与患者脑损伤区域之间的关系，可以深入探索 AD 的内在发病机制。相比于深度学习的"黑盒"性质，特征分析法比较"透明"的模型特征及架构更适用于临床医学，基于语音和语言学的人工设计的特征参数对大脑的认知、AD 患者的诊断和治疗都具有重要意义。我们认为基于口语语言标记（token）的 AD 诊断方法是一个重要的研究方向，基于 AD 的智能辅助诊断的人工特征分析法主要包括语音信号特征分析和文本信息特征分析两种方法。

2.3.1　语音信号特征分析

语音信号分析可以利用 ASR 计算口语交流的障碍，这些障碍通常与神经退行性衰退有关。虽然目前大量的研究是通过分析复杂的文本特征获取患者的认知状况，但是对有认知功能障碍的人进行语音信号的分析可以获得额外的补充信息，因为声流是认知和语言处理过程的实时物理表现，在演讲过程中的停顿可能与词汇检索困难（即找词困难）或信息形成所需的额外处理时间有关，言语中的节奏和旋律的变化可能表明认知的变化。从语音信号中获得的信息可以单独使用，也可以与文本特征结合使用。鉴于语音学特征提取的研究现状，我们从以下三个方面讨论语音学的特征。

（1）韵律特征：韵律是指说话的节奏和旋律。特征参数包括浊音段持续时间、响度、周期度量、基频（F_0）和许多其他类似的特征[27]。这些测量指标可以显示说话的节奏和时间上的不规则性。此外，非语言的线索，例如计算中断的次数、感叹词的个数、自然转向和反应时间，也可以表明不规则语言模式的特征识别。MCI、AD和其他形式的痴呆症与受影响个体的思维普遍迟缓有关。通过分析韵律特征智能诊断MCI 和 AD 患者的研究包括很多，例如在 König 等[28]的研究中，健康对照组、MCI

和 AD 患者被要求执行各种任务时记录声音，任务包括倒计数、图像描述、句子重复和语言流利性测试计算浊音段、周期性段和非周期性段的时间韵律特征。在此基础上，计算发声段与不发声段的平均持续时间之比可以作为表征被试言语连续性的特征。与 MCI 或 AD 患者相比，健康对照组在这些指标上表现出更大的连续性，这些可量化的语言学特征可以将 AD 从健康对照组中分离出来，准确率为 87%。MCI 从AD 中分离的准确率约为 80%。Pakhomov 等 [29] 早期尝试使用 ASR 提取图像描述任务转录文本的韵律特征（停顿词比、标准化停顿长度等）辅助诊断 AD。Tóth 等 [30-31]在最近的两项研究中探索性地使用 ASR 智能辅助诊断 MCI，主要考虑的特征是韵律特征（包括发音率、语速、发音长度、沉默与填补停顿的持续时间和数量），分别采用 ASR 和人工设计特征方法辅助诊断 MCI 患者，最终采用人工设计特征方法的准确率为 82%，而 ASR 方法的准确率为 78%。许多自发性言语分析表明，AD 患者的清音语音比例较高，表明患者的语言流利性下降，流利段缩短，当使用一组韵律语音特征时，分类的准确率较高。

（2）音质特征：音质是衡量产品纯度、清晰度和分化程度的客观指标。人的声音是在大脑的控制下由发声器官的运动产生，具有语法和语义的特点。许多研究 [32-33]指出，痴呆的存在增加了自发性言语的犹豫程度，音质的变化可以探究这些特征参数 [34]，这可以从语音信号中分离语音产生源测量出来，包括通过肺部和声门的空气流动，并影响可感知的音质。在认知和思维障碍的背景下使用的音质测量包括：

①抖动（jitter）：语音发声时声门脉冲随时间的变化。

②振幅微扰（shimmer）：发声时声门脉冲幅度的变化。

③谐波噪声比（harmonic-to-noise ratio，HNR）：共振峰谐波与非谐波谱峰的比值，即那些不是 F_0 的整数倍的峰。

通过音质特征分析 AD 患者的实例包括很多，例如 López-de-Ipiña 等 [35] 的研究表明，从自发语音样本中提取音质特征（与韵律、频谱分析和带有情绪内容的特征相关）可以对 AD 参与者进行不同阶段（早期、中期和晚期）的分类。计算的音质特征包括浊音和浊音段持续时间的平均值、中值和方差，F_0 的轮廓和信号源特征包括微光、抖动和谐波噪声比。最后，他们提出一个新的特征——情绪温度（ET），这是一个标准化的测量，范围是 0 ~ 100 的值。基于几个韵律、副语言特征和音质特征，他们注意到，当使用情感特征（即提出的 ET 度量）时，模型的准确率得以提高。

（3）发音特征：在临床语言文献中，一些捕捉发音者运动的发音、频谱特征被用于测量认知语言缺陷的声学表现，包括计算与附加共振峰谐波频率相关的统计数据，即 F_1、F_2 和 F_3，计算随时间变化的共振峰轨迹 [36] 或元音空间面积 [37]。Peeters[38]

的研究发现，通过提取每一帧语音信号的发音特征，可以计算信号频谱的质心，它与音频中感知到的声音的亮度或者音色有关。由于语音信号是非平稳的，时频信号处理技术被广泛使用。例如，用美尔尺度滤波器组计算美尔倒谱系数（MFCC），提供了语音的压缩和白化谱表示[39]，这些特征通常被用作 ASR 系统的输入，可以随着时间的推移进行监测，以识别由于认知或思维障碍而导致的语音异常。同时，可以跟踪MFCC 随时间变化的平均值、方差、偏度和峰度等常见的统计特征，以确定健康个体与某些认知或思维障碍患者之间的异常情况[40]。Sun 等[41] 探讨了频率干扰、声门参数等声学特征对情绪识别的影响。Gharavian 等[42] 提取了基频、共振峰、MFCC 等参数并进行相关性分析，得到 25 维的特征向量，然后使用 FAMNN 算法进行分类，最终得到较好的情感识别结果。Meilan 等[43] 利用 Praat 软件提取了 30 例 AD 患者与 36例健康对照者语音的间断次数、闪烁次数、间断百分比、噪声与和声比等声学特征，最终获得了 84.8% 的准确率。

另外语音特征的提取可以通过语言特征提取工具箱（open-source speech and music interpretation by large-space extraction，Open SMILE）[44] 完成，被世界上很多研究学者和公司广泛应用，该工具箱在新版本中有图形用户界面和配置文件，可以用于提取声学的最小特征集和扩展特征集，提取的特征集已广泛应用于说话人识别[45]、情绪识别[46] 等研究中。另外语音领域顶级会议 InterSpeech 每年都提出很多经典的、在后续研究中持续使用的语音学特征。如 2009 年 InterSpeech Emotion Challenge 提出的 384 个特征[47]，2013 年 InterSpeech 挑战赛提出的 Computational Paralinguistics ChallengE（ComParE）语音学特征[48]，2010 年 InterSpeech Paralinguistic Challenge 提出的语音学特征被称为 10IS，包括 1582 维的特征向量。2018 年 InterSpeech 提出的BoAW（bag-of-audio-words）特征[49]，以及 2016 IEEE Trans on Affective Computing提出的 eGeMAPS 特征[50]。

2.3.2　文本信息特征分析

以往对语言与 AD 和 MCI 关系的研究表明，低语言能力与认知功能障碍[65] 有很大关系。医学和语言学是 AD 和 MCI 文本特征分析的基础。因为疾病的复杂性和多变性，在医学领域至今没有完全弄清楚 AD 和 MCI 的发病机制，这给特征分析法带来一定的困难和挑战。

本文是在 AD 系统功能语言学研究的指导下分析文本的特征表现，因为目前研究的语料库复杂多变，样本的规模本身不大，研究缺乏合适的话语分析的理论框架指导[51]。所以本文的目的不在于创建一个新的 AD 语言学理论，而是对现有系统功能语言学理论的应用。即以语料库中的"标记（token）"作为研究对象[52]，基于目前文本特征分析的总结，针对不同的语料库提出不同的文本分析方法。

文本特征的提取包括词汇、语法、语义和语用等特征[53-55]。Mortensen[56]通过分析 AD 患者的言语表现，发现 AD 语言学在语法、语义和语用方面呈现很多共性，如言语的不完整性、重复和缺乏人称指代的问题，词汇量逐步减少，并且日趋简化，重复话语增多，大量使用代词等。这些语言的特点导致患者的话语内容匮乏，难以有效地传递必要的交流信息。患者重复使用简单的动词词组，表明其能够使用的动词资源在缩减，无法采用多样化的动词表达语义信息。名词词组的使用比较恰当，但是以简单的词组作为主导，缺乏定性和分类的成分，表明其词汇资源在缩减。

同时，很多研究还发现 AD 和 MCI 患者在表达环境成分时存在省略定性成分、模糊性和详述信息的特征，而使用一些简单重复和缺乏具体表征的特征。虽然患者的词汇语法功能保存良好，但是在对信息的详述、扩展和说明方面存在一定的困难。所以，患者虽然能够提供一些简单的重要信息，但是因为无法对话语说明、扩展并使之具体化，最终影响了语言表达的质量、准确性和清晰性。同时，患者也出现了空语、修改和指称错误、不完整的语句等错误[56]，这些都可以作为 AD 诊断的标志。例如 Barnwal 等[57]和 Bucks 等[58]使用词性标记、句法复杂性等语言特征、心理语言学特征（包括词汇和形态复杂性、词信息和可读性等）智能诊断 AD 患者。

在老年痴呆症的病程中，AD 语言功能的损害可能不仅包括疾病特定阶段的特征，还包括前驱期，即 MCI 阶段，这一阶段最具特色的语言变化包括犹豫时间较长和语速较慢。一些研究试图利用计算技术定性研究语言障碍，跟踪认知状态的微妙变化，口语中仍然存在的差异可以提供鉴别标记。语篇和语用特征确定了话语中有助于对话继续的要素，包括衔接、连贯、代词和连词的正确使用。这些特征衡量语境对所产生的话语意义的贡献，并用于计算适当的信息量。Guinn 等[59]利用填充停顿、重复和不完整词作为语言特征，证明这一特征比词性标签和词汇多样性特征具有更强的鉴别能力，最终获得了 79.5% 的准确率。Jarrold 等[60]发现 AD 患者比健康对照组喜欢使用更多的动词、形容词、代词和更少的名词，并且通过使用词性特征、声学特征和心理动机词表获得 88% 的最佳准确率。Orimaye 等[61]发现 AD 患者使用较少的句法成分和显著性较高的词汇成分。Yancheva 等[62]在 Cookie 盗窃图片任务中提取了 477 个声学、语义和词汇句法特征，在 DemantiaBank 数据库中提取 40 个信息量最大的特征，最终对 AD 和健康对照组分类，识别准确率达 92% 以上。同时研究发现，AD 患者对语义相关的词汇提取困难，会使用冗余、空洞、模糊和杜撰的词语。词汇提取困难导致物体命名错误，在话语的整体和局部的连贯性、衔接性、话题维系、重复、空语、模糊语、不完整的语句、话题骤转、代词误用等方面都会出现问题。其中，停顿是 AD 患者语言中比较常见的问题，停顿可能揭示话语规划的困难，在流畅性和话语规划方面的困难可能导致犹豫，这表明某种形式的认知失误。停顿有许多种解释，包括几个语言层次：发音困难、词汇获取障碍（找词困难）、句法和语篇规划的缺陷等。在研究[63]中，百度通过在 Bert 深度学习模型中添加 AD 表现较明显的停顿信息，获得 2020 年 InterSpeech 比赛的冠军，这一结果表明停顿信息是 AD 患者非常重要的辨别特征。

文本特征的提取没有统一的标准，不同的数据集及标注方式提取的特征也不尽相同，各种文本测量方法的优劣性已经超出我们的研究范围。总结目前研究常用的文本特征如下：

（1）词性特征（part-of-speech，POS）[58,64]：研究表明，名词的使用数量和语义记忆有很大的关系，动词的使用表明对语境的依赖，功能词的使用表明对事物的认知结构。在各种词性使用方面，AD 患者和正常人有很大的区别。AD 患者副词、代词、介词、连词、程度副词的使用频率较高，而冠词的使用频率较低。语气词如（嗯、呃）使用频率远高于健康对照组。在人称代词方面，AD 患者第一人称使用频率过高，其次是第三人称的他和她使用较多，非人称代词如它的使用频率也明显高于健康对照组。目前学术界比较一致的观念是 AD 的词汇提取能力与语义记忆的损伤有关。POS 主要用来调查每一类词性平均出现的频率，包括名词、名词短语、动词短语、代词、动名词、动词等。例如名词使用率的公式为 num_noun / num_sentences，num_words 代表名词的数量，num_sentences 代表句子的数量。例如 Bucks 等[58]第一次通过计算方法使用英语语音诊断 AD，8 名 AD 患者和 16 名正常人参与实验，要求在 20 ~ 45 分钟的时间内介绍自己及过往的经历，然后回答一些特定的问题。许多语言学的特征，如名词率、形容词率、代词率、动词率，从他们的语音记录中提取出来，得到较好的分类效果，表明词性的变化是认知非常重要的标志。

（2）词汇丰富度：词汇的使用越丰富，表明单词提取的能力越强，认知功能相对较好。一般用 type-token ratio（TTR）计算[65]，可用来量化词汇的丰富程度或多样性。TTR 是对话中使用的词汇量（V）与对话中总词汇量（N）的比值。公式为：TTR= V/N，TTR 的大小主要取决于文本长度。

（3）Brunét's index（BI）[66]：BI 与 TTR 不同，是在不考虑单词数量的情况下，对使用的词汇进行限定。公式为：BI = NV(−0.0165)，其中 N 是总文本长度，V 是参与者使用的总词汇量。BI 的值通常为 10 ~ 20，BI 值越低，表明说话者的词汇量越丰富。

（4）Honor's statistic（R）[67]：Honore's statistic（R）是基于说话者只出现过一次的单词越多，其使用的词汇量就越丰富的概念。只使用一次的词汇（V1）和使用的词汇总量（V）已经被证明是线性相关的，公式为：R = 100 log N /（1 – V1 / V），其中 N 为文本长度。R 值越大，表明说话者使用的词汇量越丰富。

（5）自动易读性指数（automated readability index，ARI）[68]：ARI 表示文本的可解释性，计算公式为：4.71 ×（num_char / num_words）+ 0.5 ×（num_words / num_sentence）– 21.43，其中 num_char 为字符的数量，num_words 为单词的数量，num_words / num_sentence 为文章的平均句子长度。文章越难，ARI 值越高。

（6）Coleman-Liau 指数（Coleman-Liau index，CLI）：CLI 与 ARI 类似，是指一篇文章的理解难度，公式为：CLI = 0.0588 × L – 0.296 × S – 15.8，其中 L =（num_char / num_words）× 100，S =（num_sentence / num_words）× 100，其中 num_char 代表字符数量，num_words 代表单词数量，num_sentence 代表句子数量。

（7）平均话语长度（mean language of utterance, MLU）：MLU 是通过计算一个样本中的语素总数除以话语总数得到的。

（8）流利度：计算流利度的方法包括话语中停顿的次数、不可理解的语句数量、不完整句子的数量、重复的次数和 SIM_score 值，其中 SIM_score 用于计算两个句子的余弦相似度，公式是：SIM_score = 1 – cos（sen1，sen2），其中 sen1，sen2 是指两个句子的内容。

（9）语义特征：语义特征是指文本中提到的概念，如在图片描述任务中，场景中的物体、人物、动作、发生的事件等都可以诠释图片描述的完整性和正确性。如本书用到的图 2-1 诊断 AD 患者，为受试者提供基于图片描述的内容，其中提到的场景中概念的数量也是一个重要的鉴别信息。有研究将文本内容的主题分为 10 个，通过计算对话中 10 组关键字的数量作为语义特征。十个主题列表分别是：

List1 = ['mother', 'woman', 'lady']

List2 = ['girl', 'daughter', 'sister']

List3 = ['boy', 'son', 'child', 'kid', 'brother']

List4 = ['dish', 'plate', 'cup']

List5 = ['overflow', 'spill', 'running']

List6 = ['dry', 'wash']

List7 = ['faucet']

List8 = ['counter', 'cabinet']

List9 = ['water']

List10 = ['cookie', 'jar', 'stool', 'steal', 'sink', 'kitchen', 'window', 'curtain', 'fall']

2.3.3　基于深度学习的辅助诊断

随着深度学习范式的到来，直接从描述数据集在低维分布的转录文本中提取高级抽象特征已经成为可能。其优点是既可以为分类任务直接提取数据集特征的映射，又可以将人工提取的特征与特征映射进行线性组合，得到新的特征参数。由于语言功能在不同阶段的认知功能缺陷诊断中起到重要作用，NLP 技术和深度学习的结合为 AD 的智能辅助诊断提供更准确、方便的解决方案[69-70]。

深度学习是包含多个隐藏层（越多即为越深）的多层感知器，通过组合低层的特征，形成更为抽象的高层表示，用来描述被识别对象的高级属性或特征。它能自动生成数据的中间表示，虽然这个表示不能被人类所理解，但是这一点是深度学习与其他机器学习算法的不同之处。深度学习算法可以自动提取深层的语义特征，模型效果往往好于手动提取的特征。它的隐含层层数多于传统机器学习算法，因此具有更强大的语义抽象能力（即数据表征能力），从而产生更好的分类结果，模型的可扩展性通常优于机器学习的算法。由于语言功能在 AD 和 MCI 不同阶段的认知缺陷诊断中发挥重要的作用，基于图片描述的转录文本可以通过深度学习模型框架帮助发现早期疾病的迹象。

深度学习的第一步是文本的表征学习，即文本向量化的过程。它是将一段文本表示成能够表达文本语义的向量，这种基于神经网络的表示一般称为词向量、词嵌入（word embedding）[69]或分布式表示（distributed representation）[70]。在 NLP 领域，常用的文本向量化的算法包括：word2vec[71]、GloVe[72]、词袋特征、连续词袋模型（continuous bag of words，CBOW）、skip-gram、n-gram、term frequency-inverse document frequency（TF-IDF）等。这些方法在创建词嵌入时有一些局限性，例如无法对一词多义（即同一个词有多个意思）的词进行区别性建模。而一些新的算法尝试克服这个问题，如无监督双向语言预训练模型（embedding from language models，ELMo）[73]，它从整个句子中学习单词嵌入[74]；bidirectional encoder representations from transformers（BERT）模型[75]和 embeddings augmented by random permutations（EARP）模型[76]，它们通过更深的神经网络考虑词序，捕捉向量中上下文依赖的差异，这些更新的技术在 AD 和 MCI 智能辅助诊断时可以提高模型的准确性和精确度。目前在这一领域大多数的研究都是通过深度学习的模型或模型的线性组合方式，或者更改模型架构对 AD 或 MCI 进行更好的诊断。卷积神经网络（convolutional neural networks，CNN）、循环神经网络（recurrent neural networks，RNN）等都可以通过自动提取高级特征达到较好的学习效果。例如有研究[77-78]提出了卷积神经网络（CNN）和长短期记忆网络（long short term memory，LSTM）组合的模型（CNN-LSTM），利用词性（PoS）标签在 DementiaBank Cookie 子语料库上对 AD 患者和正常人进行分类，准确率高达 89.7%。Orimaye 等人[79]使用深度学习、神经网络方法从 DementiaBank 中对较小的群体进行分类。深度学习代表复杂算法的子集，它包含一个或多个额外层，能够学习特征之间的交互，而不必首先提取特征。最终得到 AD 诊断的 AUC 值为 0.83，MCI 诊断的 AUC 值为 0.80（与对照组相比）。数据量越大、层次越多的模型表现越好，证明了深度学习朝着更深、更大的模型方向发展。然而，人们无法从这些模型中获取人类能够理解的特征信息，只能以黑盒方法渲染[80]。

自 2018 年 ELMo[81]模型出现之后，解决了一词多义的问题，采用迁移学习的预训练语言模型得到飞速发展，它的通用范式是"预训练＋微调"。基本过程是首先基于大规模文本预训练得到通用的语言表示，再通过微调方式，将学习的知识传递到不同的下游任务。本书的第 5 章就是采用迁移学习方法诊断 AD 患者。随后 Google 在 2017 年提出更强大的 Transformer[82]模型被应用到后续各种预训练语言模型（如 GPT、Bert 等）中刷新 AD 和 MCI 智能辅助诊断的记录。Transformer 创新性地提出使用自注意力（self-attention）机制和位置编码，使模型更善于捕捉长距离的特征，同时其并行能力也非常强大，目前已成为 NLP 领域最主要、表现较好地完成各种下游任务的模型之一。注意力机制被用于许多 NLP 任务，例如有研究[83]采用 $BERT_{Large}$ 和逻辑回归模型的组合在 Pitt DementiaBank 数据集上获得最佳的（state-of-the-art，SOTA）准确率为 88.08%。同时该研究使用数据增强技术提高模型的分类性能。有研究[84]使用自注意力机制结合可解释的一维 CNN 生成模型，在 DementiaBank 数据集上得到最佳的准确率（92.2%）和 F_1 值（0.952）。

此外，后续第 5、6、8、9 章采用近些年比较流行的大模型进行对比试验。这里有必要进一步阐述模型。如递归卷积神经网络（RCNN）模型[85]使用 BiLSTM 获取上下文信息，然后将 BiLSTM 的隐藏输出和词嵌入连接起来进行分类。Deep pyramid convolutional neural network（DPCNN）[86]模型是一个 15 层的简单网络，类似于深度的 CNN 模型，它增加了 CNN 的网络深度，但没有增加计算成本。百度公司 2019 年提出的 Enhanced representation through knowledge integration（ERNIE）模型[87]在 BERT 模型的基础上进一步优化，通过更改模型架构，将语义信息和知识相融合，增强语义的表征，在许多任务中获得显著的成效，尤其在中文语料库的性能表现较好。

2.3.4　结合知识的深度学习辅助诊断

虽然深度学习不需要人工提取特征，但这并不意味着深度学习不再需要基于专家知识的人工特征提取方法。许多研究表明，两者的结合可以显著提高模型的性能。此外，采用先验知识提取的特征提供了更好的解释，这对临床诊断具有重要意义。例如，一项研究[88]发现，语言的时间特征可能反映潜在的认知缺陷。Clarke 等[89]使用的语言特征包括停顿、重叠和不流畅性，用于诊断 ADReSS 数据集中的 AD 患者。该研究获得 90% 的准确率，并证明了流利性障碍和停顿在诊断 AD 中的重要性。ADReSS挑战冠军[78]将深度学习与暂停信息相结合，获得了 89.6% 的最好（SOTA）准确率，证明了暂停信息对于 AD 诊断的重要性。Sadeghian 等[90]提取了声学特征，包括持续时间超过 5 秒的停顿，获得了 95.8% 的最佳准确率。深度学习无法有效地学习暂停信息（即不能为暂停信息给予足够的权重），因此两者的结合可以显著提高 AD 和MCI 的辅助诊断性能。在临床医学中，AD 和 MCI 患者在交流中经常出现暂停的现象。这不仅是一种记忆力衰退的表现，也可能与大脑损伤引起的一些语言功能障碍有关。一个成功的计算机模型可以引导医生更多地关注 AD 和 MCI 患者的早期临床症状，如停顿和语言功能障碍。笔者目前的研究最大局限性是很难解释一个具有如此多参数[91]（如 BERT 模型参数上亿，GPT2 模型参数数为 26 亿）的模型。也就是说，笔者的模型无法理解模型错误判断的原因，但是在正确诊断的情况下，可以识别出网络更关注的单词（通过权重的大小判断词的重要性，权重越大，词语越重要）。这个功能特别有用，因为这样的解释可以揭示 AD 和 MCI 患者重要的语言属性，有助于语言治疗以及与患者的交流。

2.3.5　目前研究存在的问题

（1）目前通过人工智能识别 AD 和 MCI 基本上都是采用传统的机器学习算法，准确率并不高。近两年新的算法，如 2018 年 Google 新推出的 Bert 算法刷新了很多比赛的记录，它的分类效果好于传统的机器学习算法。

（2）样本的分布不均匀，如年龄分布，大部分的研究针对的是 60 ~ 70 岁的老年人，但是 AD 的发生在 70 岁以上的老年人身上更多，研究样本的分布应该更广泛，也可以采集不同的环境（基于普通人群的、初级保健和记忆的诊所）、不同的年龄和民族的样本数据。

（3）大部分研究的一个缺陷是数据集相对较少，这可能会给机器学习尤其浓度学习带来问题，因为训练样本不足，容易产生过拟合，所以大量的训练数据是首选。

2.4　小结

本章就 AD 智能辅助诊断方法的国内外研究现状进行了阐述、分析和总结。通过对认知状况的分类研究，针对不同的认知等级，有针对性地开展不同等级患者健康教育和健康促进活动，有效提高不同等级认知功能障碍患者的健康管理效果。本课题研究的早期主要通过认知功能障碍语言学的特点，采用 2.3 的方法提取与认知有关的语音和语言学的特点，并查阅了大量的文献，并归纳总结提出新的特征提取方法，例如本文第 4、9 章基于特征提取方法，提出了一种新的辅助诊断模型识别 AD 患者。随着深度学习的发展，这一领域主流的研究逐渐转移到深度学习算法中。针对目前医疗大数据集偏少的现象，第 5 章提出了一种基于迁移学习的 AD 评估模型。第 6 章针对深度学习模型的"黑盒"特点，探讨了 AD 辅助诊断模型的可解释性，即有针对性地探讨 AD 患者语言学的词性特征。第 7、8 章分别采用深度学习算法识别 AD。这几个模型研究的侧重点各不相同，分别从三个不同的角度提出不同的分类模型。

第 3 章

基于"治未病"思想的阿尔茨海默病
辅助诊断与健康管理

自古以来，中医可以通过听声音了解患者的健康状况，诊察疾病，素有"闻而知之谓之圣""肺为声音之门""肾为声音之根""言为心声"一说，通过听辨患者的语声、语言和气息的高低、强弱、清浊、缓急变化可以判断脏腑功能与病变性质。闻诊作为中医四诊的诊察疾病方法之一，受到历代医家的重视，中医学通过"察言观色"了解患者的体质和诊断疾病。"察言"属于中医学的闻诊，不同的言语蕴含着丰富的信息，通过对人体声音音倾差异分析，辨识人体的 25 种脏腑与经络的功能状态，以诊断人体脏腑和经络的健康状态。

历代中医经典论著中都有通过"听声音"而诊断疾病的记载，如《黄帝内经》提出了"五脏相音"理论，将五音、五声与五脏相对应而产生联系，并指出"善诊者，视喘息，听音声而知所苦"。张仲景的研究内容也涉及言语、呼吸等诊断方法，进一步丰富和发展了闻诊的内容。梁翰芬在《诊断学讲义》中明确指出，闻诊包括嗅气味与听声音，人体脏腑内各种生理活动的变化会产生各种气味和声音，所以通过辨别气味和声音可以判定五脏六腑的生理变化，从而可以对疾病辨证论治。总之，中医认为语声的发出，通常与我们的五脏六腑的活动有关，而不仅仅是口鼻作用的结果。通过听语声不仅能够诊察发生器官的病变，更重要的是可以根据语声的变化，进一步推断脏腑功能的变化，最终达到治未病的目的。

3.1 基于"治未病"思想的阿尔茨海默病早期诊断

中医"治未病"的思想最早起源于《黄帝内经》"上工治未病，不治已病，此之谓也"。"治"是治理和管理的思想，"治未病"通过采取一定的措施，防止疾病的发生和发展到无法挽回的余地。主要思想包括"未病先防""欲病救萌""既病防变"与"瘥后防复"的思想体系[92-93]。"治未病"的思想内涵是在不同的"未病"时期，识机立断，止损彰益，防止疾病的进一步发生、发展和复旧[92]。

"治未病"的思想是中医预防医学的精髓。随着社会的发展和变化，它的内涵也在不断地发展和丰富。在治未病的思想内涵中，"未病先防"是指在还未患病时，通过饮食营养、体育锻炼、情志等方面调理，提高机体的免疫力，防止疾病的发生发展，这是治未病的第一目标。"欲病救萌"出自《黄帝内经》"上工救其萌芽"，是指疾病还未发生但已接近疾病状况甚至出现某些征兆，或者疾病还处于早期（萌芽）状态时，采取有效措施将疾病消灭于萌芽状态，防止疾病发生。"既病防变"是在疾病已经发生、尚无明显症状之前，对疾病早期发现、早期诊断及早期治疗，防止疾病的发展、变化以及进一步恶化的可能。"瘥后防复"是在疾病初愈，机体功能尚未完全恢复时，采取预防措施或巩固治疗，防止疾病复发（图 3-1）。

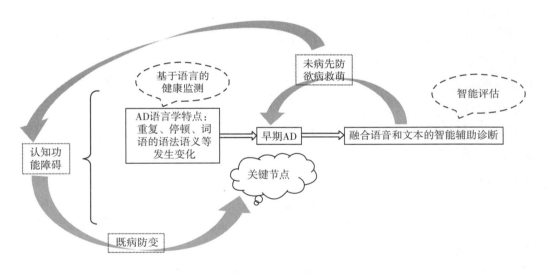

图 3-1　基于"治未病"思想的 AD 健康管理框架

"治未病"是中医健康管理的主要思想，其基本原则包括防患于未然的整体观，早诊早治、防传防复，"道法自然，天人相应"，增强正气、规避邪气。中医对 AD 和 MCI 的诊断体现于"疾病未生、疾病未发"之时，治疗体现于"疾病未传、疾病未复"之际。通过对疾病的早期诊断，在疾病尚无明显症状时，及早诊断、及早干预防止其加重，体现了中医治未病"欲病救萌""既病防变"的宝贵思想。中医学重视疾病初愈后的全身调补，是瘥后防复的体现。中医"治未病"的思想本质与现代医学的早预防、早诊断、早治疗的原则一致。随着人们健康意识和水平的不断提高，传统的医疗模式也正在发生转变。人们追求全身心、高质量的健康生活的渴望越来越高，以"预防为主"的中医"治未病"的思想深入人心[94-95]，使得基于中医"治未病"的思想和理念应用于 AD 的健康管理打下良好的群众基础，这符合我国健康管理发展的长期目标[96-97]。图 3-1 是基于"治未病"的 AD 健康管理框架图，阐述"治未病"思想在早期 AD 阶段的危险因素及语言学特点，采用人与自然和谐统一的整体观念说明疾病监测、评估、干预的发展过程。本研究将中医适宜技术和中医"治未病"理念用于 AD 群体的健康管理，以中医的理论为指导，从辨体施膳、辨体施养、辨证论治角度出发，注重中医整体观念。这种新型的基于中医"治未病"思想的健康管理模式更为人们所接受，可以提高人们对健康管理工作的满意度。

3.2　基于语言表达的阿尔茨海默病认知功能障碍研究

1861 年 Broca 发现人类的表达能力受到大脑左前部额叶第三前回的控制，因而提出了语言的大脑定位理论，大脑和语言之间的关系成为一个重要的学术研究课题[98]。当前，人类已经逐渐意识到语言是神经功能的外化表现，并受到相关语境的制约。近 20 多年脑科学的发展和系统功能语言学理论产生了共鸣，脑科学的发展即语言学的发展，对 AD 患者的话语分析可以更深入地了解其大脑的损害情况和语言使用状况。语言功能是人类认知水平的重要部分，AD 的记忆损伤和认知功能退化主要表现在语言上；反之，语言的表现也能够说明认知加工的各个层次，包括情感、心智、记忆以及社会活动等方面。语言不是句子简单随意的组合，而是相互关联的一种有意义的表达方式，它可以较为灵敏地反映 AD 患者整体或者某些特定的认知神经功能的情况，语言研究的重要任务是揭示语言有意义的表达，完成说话任务的整体性和一致性。AD 患者的认知功能障碍和记忆损伤会导致患者语言功能的损伤，甚至可能早于患者的记忆和定向力的损伤[99-103]。从语言学的角度研究 AD 病理性的损伤，不仅为临床医学的预防和诊断提供了一定的参考价值，也可作为研究大脑、语言和认知关系的一种方法与途径，具有独特的领先性和学科优势。

人类的语言可以灵敏地反映患者神经认知功能的活动情况。研究发现，AD 患者语言功能的损伤可能早于记忆和定向能力的损伤[101]。在过去的 20 年里，国内外学者对 AD 患者的认知功能障碍、发病机制，以及语言的流畅性等进行广泛而深入的研究，他们通常认为在 AD 的早期已经出现轻度的复述障碍、轻度词命名障碍，听力理解障碍及书写的障碍，最终可能发展为完全性失语。目前，有关 AD 患者语言学的研究还不够深入，MCI 的语言学研究更是寥寥无几，究其原因，主要是研究的复杂性使然：

要真正弄清 AD 患者这一特殊群体的言语表达和言语理解困难并不容易。在本研究中，我们通过人工智能的方法对 AD 患者的语言做多维度的分析，为早期 AD 的诊断和治疗提供基于语言学的证据。通过探寻言语缺陷发生的认知机制，从语言学的角度构建认知辅助诊断模型以识别不同等级的认知功能障碍患者，为患者的语言和认知康复提供一定的帮助。

3.3 基于智能辅助诊断的阿尔茨海默病健康管理方法

健康管理是以中医"治未病"为指导，利用现代管理学和医学理论、技术、方法和手段，对个人或者群体影响健康的危险因素进行全面监测、评估和干预，达到维护最大健康效果的目的[102]。其基本策略是通过一定的评估手段和健康风险控制，达到维护健康的目的。目标是以最小的投入获得最大的健康效益。节省医疗资源，提升生活质量。健康管理的三部曲主要包括健康监测、健康评估和健康干预。图 3-2 是认知功能障碍患者在健康监测、健康评估及健康干预一整套健康管理的过程中采用的方法和策略。

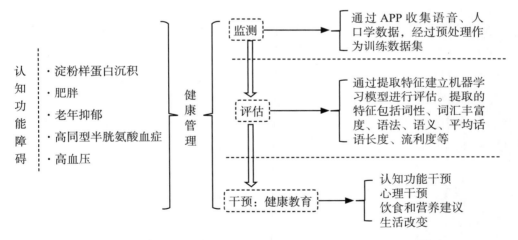

图 3-2 "治未病"与健康管理下认知功能障碍的风险评估与干预策略

（1）健康风险评估（早期诊断）是 AD 健康管理的切入口：健康风险评估通过收集个人的健康数据，分析健康危险因素和健康状态的量化关系，预测一个人未来罹患某种疾病或因某种疾病死亡的可能性，即通过对个人或群体的健康状况和未来患病或死亡风险的量化评估。通过人工智能的辅助诊断方法可以实现疾病风险等级评估，是后期个性化的分级诊疗的基础。

健康风险评估是健康管理中早防早治的关键步骤，在老年认知功能不断发展的过程中，早期 AD 的风险评估是其是否向 AD 转化的关键节点。其防治的最佳方案是对 AD 的早发现、早诊断及早期干预治疗。AD 是一种不可逆的神经退行性病变和认知功能的退变，从而使脊髓液和血液中的蛋白质发生突变。临床表现包括高级皮质功能障碍，如失语、失用、失认、计算、构图困难等，同时伴有高血压、糖尿病、肥胖症、睡眠障碍、抑郁症和社交退缩。患者的语言功能障碍包括忘词、词不达意、无法叙述完整句子、话语持续停顿和重复等。在 AD 的早期阶段如果能够发现高危人群，不仅可以极大地改善这部分患者的认知状况、身体状况和语言表达能力，最大限度地减少认知障碍患者脑、血管功能的进行性损伤，也有利于 AD 患者脑认知功能保护策略的制订。

AD 智能辅助诊断是对老年人轻度认知功能障碍阶段认知状况的判定，此时处于 AD 早期风险状态的干预才是慢性病管理与预防的关键所在。预防是中医"治未病"管理的核心，其意义不仅是预防疾病的发生，更在于在疾病还未发生或者还未加重、可治愈的阶段进行早期的治疗和康复。减少患者痛苦，减轻 AD 致残的程度，恢复机体有效功能，防止并发症、残疾、死亡的发生，有质量地延长寿命。因此"治未病"的干预方法和技术，是在其防治思想下中医适宜技术的辨证及应用。

健康风险评估即对疾病做不同健康等级的健康划分。人工智能的方法通过机器学习的算法建立智能诊断模型，可以将认知功能障碍分为轻度、中度和痴呆的状态，并针对不同的状态做不同的干预处理，达到健康管理的目的。所以，采用人工智能建立智能辅助诊断方法是健康风险评估的重要手段之一。

（2）健康教育：健康管理的基本策略是针对不同的对象，在未达到疾病风险之前，通过采取健康教育、生活方式的管理、健康促进等活动，预防疾病发生。在"存在疾病风险，但还未发病"时，通过饮食健康管理、心理及运动干预等生活方式的管理针对尤其早期的认知功能障碍患者进行健康管理。本研究提出的健康干预措施是以健康教育为主，着眼于促进个人或群体接受健康知识、建立正确的健康理念，改变不良的行为和生活方式。通过文献法，针对不同的认知等级，尝试提出针对 AD 患者健康教育的建设性建议，以人群教育为重点。目标是敦促个人改变自己，促进健康。

当前随着大数据的发展，可以尝试将大数据与健康教育融合发展，这是发现健康教育规律的需要。要解决当前形势下 AD 患者的健康教育问题，离不开前期大数据技术对疾病的客观本真和现实状况的发现。因此将大数据引入健康教育，不仅可以提升健康教育的适应性和有效性，还可以拓宽健康教育的思路和方式，有效整合大数据的客观规律和健康教育理念，这必将成为健康教育的重要手段和方法。本研究通过开发家庭监护系统（详见第 10 章），个人用户、医院的医生等不同群体可以将语音信号上传至家庭监护系统，不必去医院或者医患面对面地交流即可诊断得到个人的认知状况。通过不同的认知状况给予不同的健康教育，达到健康促进的目标。

3.4　中医"治未病"健康管理解决方案

近年来，我国公共卫生事业取得了长足进步，居民健康水平不断提升，慢性非传染性疾病成为制约预期寿命提高的主要原因。为此，"健康中国 2030"提出在定位上从"以治病为中心"向"以人民健康为中心"转变，在策略上从注重"治已病"向"治未病"转变；到 2030 年，实现全人群、全生命周期的慢性病健康管理。"共担健康责任，共享健康成果"离不开每一个人对"健康管理"意识的培养及医疗体系对"健康管理"模式的重视。健康管理系统涵盖对疾病的早期发现、对疾病危险因素的早期干预、慢性病的院外管理以及对生命全周期的综合管理。由于许多疾病在早期阶段并无明显的临床症状及体征，定期体检成为健康管理中不可或缺的一环。然而，以早期发现疾病、提早预防疾病、实现健康长寿为目的的健康体检，在实践中却往往事与愿违。世界卫生组织指出：近代以来，随着健康观念变化、医学模式转变和医学目的调整，人们对健康的需求越来越高，健康管理服务受到前所未有的关注。许多人不是死于疾病，而是死于不健康的生活方式。最好的处方是知识，最好的医生是自己！健康管理的作用就是采取各种措施，保持健康的生活方式，让身体保持在最佳状态，远离伤痛，远离疾病或降低疾病恶化。

总之，中医健康管理服务的个体差异性很大，不少健康服务机构由于缺乏医术高明的中医师或一套完善的健康管理系统来统一辨证标准，对于整体人群的评估评定参差不齐，对于中医体检后的各类数据也不能进行大规模有效挖掘，无法对群体的慢病综合管理提供有效支持。如果能通过现代化数字中医诊断设备进行健康状态辨识和慢病辨证，科学指导养生及中医特色技术健康干预，既遵循体现了中医辨证论治的核心理念，同时又具备操作流程清晰、数据易于整合管理、中医特色突出、干预科学有效的价值优势，可全面满足和支撑各类型健康管理机构的需要。基于"治未病"思想的 AD 诊断方法将中医的理念和特色完美融合到现代健康管理系统中，有效服务于有健康需求的各类人群，就需要全方位匹配的解决方案支撑。从有效准确的中医体质辨识和四诊合参的脏腑健康状态辨识，再到个体化的养生调理方案，包括食疗、经络、药膳、膏方、草本、香疗、情志等生活各方位的调理养护，同时可支持动态随访和个体化健康咨询，按需推送和查询。

3.5 小结

本章针对中国痴呆诊治指南尚缺乏早期 AD 诊断及筛检指标体系的现状，提出基于治未病思想的 AD 智能辅助诊断方法。通过剖析脑、语言与认知之间的关系，证明语言表达筛检 AD 的科学性和合理性，通过建立智能辅助诊断模型评估和控制健康风险，达到维护健康的目的。AD 智能辅助诊断是中医"治未病"健康管理理念和整体观念的体现，其指导思想贯穿于 AD 健康监测、AD 健康风险评估和 AD 健康干预的全过程，也是 AD "防患于未然"的健康方法学，为 AD 的诊疗指南和健康管理流程优化提供一定的参考价值。

第 4 章

基于语音和文本特征的阿尔茨海默病智能辅助诊断模型

4.1　研究背景

　　AD 是一种不可逆的、起病隐匿的神经退行性疾病[103]，在发病的各个阶段都很难发现，进而会影响患者的日常生活能力和社会交往能力，甚至可能导致残疾[104]。流行病学的调查发现，中国的 AD 患者的医治成本很高[105]，如果能早期诊断出 AD[106]，则可以使用一系列行为疗法减缓疾病的进展。简易精神状态检查（MMSE）是临床医学广泛应用的痴呆筛查方法，但仍不能诊断出 AD 早期出现的相对轻微的脑损伤。一些记忆测试方法，如回忆故事，还不足以区分认知障碍患者与健康对照组。神经影像学如磁共振成像（MRI）[107-109]、弥散张量成像[110-111] 有助于痴呆的诊断。然而，它们非常耗时且昂贵。因为临床医疗诊断的各种弊端，近些年随着人工智能技术的快速发展，使用机器学习方法诊断疾病已经越来越流行。由于语言和认知具有很强的关联性，越来越多的研究尝试采用机器学习的方法对患者的语音信号和文本内容进行研究，以智能辅助诊断认知功能障碍的患者。目前对语言缺陷的研究主要集中在即兴演讲、图像描述和通过即时记忆或延迟记忆回忆电影等方面，其中图片描述任务是一种相对简单可靠的人工智能方法。

　　人的认知能力会随着时间的推移而有所下降，这就导致了记忆和回忆事件的能力下降，同时也导致对话时单词查找困难。以往的许多研究表明，较低的语言能力与认知功能障碍和 AD 有很大的关系。国内外已有大量文献表明，AD 患者在确诊前很久就表现出语言障碍，这种趋势对于诊断 AD 及其前期阶段——轻度认知功能障碍尤其有用，基于语言功能的诊断程序在认知缺陷的不同的智能辅助诊断阶段起着重要的作用。

由语言和记忆能力下降引起的失语症和健忘症是 AD 患者认知能力下降的常见表现[112]。Cohen 等人[113] 指出 AD 使人丧失记忆和回忆事件的能力，进而影响其独立生活的能力，产生焦虑、恐惧、抑郁、失眠等心理问题。AD 患者的语言功能与认知功能[114] 密切相关，这与 Bartha 等[115] 的研究成果相似。据统计，40% ~ 95% 的 AD 患者存在不同程度的语言障碍。患者一般在诊断前就有语言能力下降的迹象[116]，这严重影响了他们的社交和职业技能[117]。Murdoch 等[118] 的研究证明，语言障碍可以作为 AD 的诊断标准。

近年来计算语言学的巨大进步给 AD 患者的诊断带来强大的计算工具，使得自动、可靠、有效地通过语音和语言分析、诊断患者成为可能[119-122]。目前对大脑老化的研究主要集中在早期可诊断的痴呆阶段[123]，其表现[124] 和结果各不相同[125-126]。许多研究尝试采用基于语音和语言学将认知功能障碍患者和对照组区分开来[128-130]。例如，Roshanzamir 等[83] 采用 BERT 嵌入结合逻辑回归算法，基于 Dementia Bank 数据集实现了 88.08% 的分类准确率。Gosztolya 等[127] 能够基于相关语音特征可靠地从语音中诊断 MCI。Gosztolya 等[132] 从语音中提取声学和语言学特征，并通过合并两种特征证明其效果优于单一的特征。Vásquez-Correa 等[133] 从语音的发声、发音、韵律、可解性等方面提取声学特征，并采用机器学习的方法对帕金森病进行分类。

目前该领域用于 AD 和 MCI 识别的机器学习算法主要包括支持向量机、朴素贝叶斯、随机森林、Adaboost 和 Boosting 等常见算法[134-135]。当数据集的数量相对较大时，这些算法的训练和测试时间过长，无法实现在线诊断。GBDT 算法采用级联分类器，实现和其他分类器几乎相同精度的同时，所需的诊断时间更少。LightGBM 算法[136] 是 GBDT 算法的实现之一，在众多的改进算法中，它在训练速度和准确性方面表现更好。本节通过提取声学和语言特征，采用 mRMR 和 χ^2 方法对高维的特征向量进行降维。并通过随机森林、支持向量机、Adaboost、LightGBM 等分类器对 AD 进行健康识别。通过实验发现，采用 LightGBM 模型在二分类获得最佳准确率为 80%，F_1 得分为 0.75，有效提高挑战赛的基线得分。本研究的主要贡献如下。

（1）首次使用 LightGBM 算法将 AD、MCI 患者与对照组进行区分，取得了更快、更好的性能结果。

（2）技术上，我们提出一种新的声学和语言学特征提取方法。其中声学特征包括 eGeMAPS 特征，文本特征通过提取基于时间的语言复杂度量，提高模型的可解释性。

（3）该方法成本低、可靠方便，为通过人工智能筛选 AD 和 MCI 患者提供了一种可行的解决方案。

4.2　资料与方法

4.2.1　研究设计

本研究来自上海同济大学附属同济医院神经内科和科大讯飞共建的中国老年人认知障碍语料库，是来自真实世界的病例 - 对照研究。

4.2.2　观察对象

本节研究使用的数据集是 2019 年科大讯飞举办的 AD 预测挑战赛（http://challenge.xfyun.cn/2019/gamedetail?blockId=978），数据集是为了研究自动诊断 AD 患者而建立的一个普通话痴呆症检测数据库，记录了超过 500 名老年人参加看图说话任务的音频和文本。

4.2.3　实验分组

实验数据通过 MMSE、MOCA 量表得分将参与者分为 CTRL、MCI 和 AD 三类人群。首先通过 MMSE 量表区分正常人和认知功能障碍患者，其中 MMSE 的最高得分是 30 分。分数在 27 ～ 30 分是正常人，分数少于 27 分是认知功能障碍患者。MOCA 量表可以进一步区分轻度认知障碍和 AD 患者，其总分也是 30 分，一般大于等于 26 分属于正常，在 18 ～ 26 分为轻度认知功能障碍，小于 18 分为 AD 患者。

4.2.4　数据清洗与预处理

数据集包含超过 500 名老年人，排除标准为服用药物、饮酒、接受药物治疗影响认知功能、视觉和听觉缺陷者、头部受伤、抑郁、精神病或任何严重视觉或听觉障碍者。除去录音效果差的、测试中断和方言过多等问题数据后，为了与国际研究相匹配，又删除了参与者小于 40 岁和受教育年限少于 5 年的样本。将得到的语音数据通过科大讯飞平台转录为文本内容。对于说话的内容，进行如下的标注：

（1）"呃、啊"等无意义的词：以特殊符号标出，例如 & 呃、& 啊等，表明语言中无意义的语音停顿。用词列表包括噢、哦、啊、嗯、呃、唉、哎。

（2）笑、清嗓子等异常情况：用方括号（【 】）标出，例如【笑】【清嗓子】。

（3）词语重复、修正：把前面所有重复项或修正项用括号标出，再加上符号"/"表示重复，符号"//"表示修正。

（4）听不懂的情况：如果听不懂整个句子，用【　】标明，如【上海话】。

通过数据预处理，最终得到的数据库包含 323 个有效记录，其中包括正常人（CTRL）138 个、MCI 患者 179 个以及 AD 患者 84 个。数据集的详细描述及统计学指标如表 4-1 所示。

表 4-1　人口统计学描述

	参与者			F 值	P 值
	CTRL($n = 111$)	MCI ($n = 144$)	AD ($n = 68$)		
年龄 *（岁）	66.68 ± 10.10	65.65 ± 10.04	73.66 ± 10.09	16.97	0.000***
教育年限 *（年）	11.88 ± 3.19	10.39 ± 3.20	9.93 ± 3.19	10.71	0.000***
性别（女性，%）	54.05%	58.33%	55.88%		

注 *：$\overline{X} \pm S$

4.2.5　实验过程

看图说话任务取自波士顿诊断性失语检查。要求参与者尽可能详细地描述一张图片，允许主试在参与者无法说出很多内容的时候鼓励参与者。实验遵循详细的纳入和排除标准，所有参与者都签署了知情同意书。其中已经将提问者的音频抹除，只留下参与者的音频。每个音频文件都先被采集然后人工转出文本，音频中出现不属于看图说话任务的对话没有被转写。转录的文本主要包含四个字段：对话的开始时间、结束时间，说话者以及对话内容，转录文本的描述见表 4-2。

表 4-2　数据描述说明

字段名	中文描述
No.	数据的行号，一行为一句话
start_time	一句话的开始时刻
end_time	一句话的结束时刻
speaker	说话人，<A> 代表主试者，<B> 代表被试者；Sil；<DEAF>，<NOISE> 都代表没人说话
value	说话内容

4.3　特征提取

本研究的公开数据集基于语音信号，提取影响 AD 和 MCI 发生和发展的可能影响因素，包括人口学、语音学和语言学特征。因为特征之间存在互相影响、各有关联的情况，本节通过计算机算法对得到的高维特征参数进行降维处理，遴选影响疾病最重要的因素，以逐步明确 AD 和 MCI 发生和发展的关键影响因素，将对疾病的众多影响因素转化为人工智能特征提取方法研究。

4.3.1 语音学特征提取

语音学特征是模拟声带振动的异常模式，它是基于发声段（有声带振动的部分）计算出来的，因此可以从连续语音信号和持续元音中提取这些特征。一般情况下，发声损伤是根据微光法、抖动法等稳定方法分析的，这些特点描述了语音信号的振幅和基频周期的变化。

所有语音识别系统的第一步是特征参数的提取，将声音转换成计算机可以识别的数字或向量序列。因此，提取音频信号的可识别成分，去除其他不重要的信息（如情感和背景噪声）是非常重要的。本章所有的声学参数由 openSMILE 工具箱提取，提取的声学参数主要包括两部分：第一部分是 88 个 extended geneva minimalistic standard parameter sets（eGeMAPS）特征集，第二部分是 24 个帧级的低阶描述符（low-level descriptor，LLD），其时间标记与转录文本相对应。提取每一段的 24 个 LLD 特征。其中 eGeMAPS 特征是 2009 年有关副语言学和情感的 InterSpeech 挑战赛第一次提出的，包含最常见的声学特征。它由低阶描述符（LLD）、最小参数集和扩展参数集组成。特征参数虽然不多，但是易于计算。本研究提取的 eGeMAPS 特征包含四组不同的参数：频率相关特征（FREQ）、能量相关特征（E/A）、光谱特征（S）和时间特征（T），其特征集的组成如表 4-3 所示。24 个 LLD 参数包括 4 个频率相关的参数、5 个能量 / 振幅相关参数、14 个光谱（平衡）参数和 1 个时间参数，有关LLD 参数说明见表 4-4。

表 4-3　eGeMAPS 特征集组成

参数集	语音学特征	参数组	统计函数
最小参数集	音调、抖动、共振峰 1、共振峰 2、共振峰 3 频率 微光、响度、谐波噪声比（HNR）	FREQ E/A	第 20、50、80 百分位 的算术系数和变异均值，第 20 ～ 80 百分位的范围，信号部分上升或下降的斜率的标准差和均值
	Alpha 比值，Hammarberg 指数，谱斜率 0 ～ 500 Hz 和 500 ～ 1500 Hz，谐波差 H1-H2，谐波差 H1-A3，响度峰值率	S	
	连续浊区响度峰值率、平均长度及标准差、平均长度及标准差、每秒连续浊区数	T	
扩展参数集	MFCC 1 ～ 4，谱通量，共振峰 2 ～ 3 带宽，等效声级	S	算术系数和变异均值

表 4-4 LLD 参数组及其说明

特征集	描述	参数组
Loudness_sma3	听觉频谱中对感知信号强度的估计	E/A
alphaRatio_sma3	在发声区域，从 1 ~ 5 KHz 和 50 ~ 1000 Hz 的总能量比	S
hammarbergIndex_sma3	频率为 0 ~ 2 KHz 声音区域最强能量峰与 2 ~ 5 KHz 区域最强能量峰的比值	S
slope0-500_sma3	清音区 0 ~ 500 Hz 频带内对数功率谱的线性回归斜率	S
slope500-1500_sma3	浊音区 500 ~ 1500 Hz 范围内对数功率谱的线性回归斜率	S
spectralFlux_sma3	两个连续帧的光谱差	S
F0semitoneFrom27.5Hz_sma3nz	从 27.5 Hz 开始半音频率刻度的对数 F_0	FREQ
jitterLocal_sma3nz	单个连续 F_0 周期长度的偏差	FREQ
shimmerLocaldB_sma3nz	连续 F_0 周期峰值振幅之差	E/A
HNRdBACF_sma3nz	谐波噪声比	E/A
logRelF0-H1-H2_sma3nz	第一 F_0 谐波能量（H_1）与第三共振峰范围最高谐波能量（H_2）之比	S
logRelF0-H1-A3_sma3nz	第一 F_0 谐波（H_1）与第三共振峰范围最高谐波（A3）能量之比	S
F1frequency_sma3nz	共振峰 1、2、3 频率	S
F1bandwidth_sma3nz	第一共振峰 1 的带宽	S
F1amplitudeLogRelF0_sma3nz	F_1 到 F_0 的相对能量	E/A
F2frequency_sma3nz	第二共振峰频率（F_2）	FREQ
F2amplitudeLogRelF0_sma3nz	从 F_2 到 F_0 的相对能量	E/A
F3frequency_sma3nz	第三共振峰频率（F_3）	FREQ
F3amplitudeLogRelF0_sma3nz	共振峰中心频率第三共振峰的能量与发声区 F_0 共振峰的能量之比	S
mFcc1_sma3	Mel 频率倒谱系数 1	S
mFcc2_sma3	Mel 频率倒谱系数 2	S
mFcc3_sma3	Mel 频率倒谱系数 3	S
mFcc4_sma3	Mel 频率倒谱系数 4	S
Frame Time	时间间隔为 10 毫秒	T

注：参数组 T. 时间参数；FREQ. 频率相关参数；S. 光谱（平衡）参数；E/A. 能量 / 振幅相关参数

根据 24 个 LLD 特征计算四个统计学函数（包括均值、标准差、最小值和中值），因此维数为 96（$24 \times 4 = 96$）维。加上之前的 88 个 eGeMAPS 特征，最终提取的语音特征维数为 184（$96 + 88 = 184$）维。

4.3.2　文本特征探索

模型的可解释性对临床医学非常重要。随着机器学习的发展，尤其是谷歌 2017 年提出基于注意力机制的 Transformer 结构，许多自然语言处理任务的性能得到提高，模型的准确性已经超过 90%[66,93-95]，而缺乏可解释性也是临床评估模型的一个致命缺点。模型的可解释性通常以模型复杂度的增加速度同比下降，现在许多研究试图解决这个问题[137-140]。史蒂文斯理工学院在这一领域的最新研究[100] 提出可解释的 Transformer - CNN 网络模型架构，在 DementiaBank 数据集得到最好的 92% 的准确性。为了探究不同认知状态老年人的语言特征，对三类人群对话时间和对话次数进行初步探索。我们首先尝试计算三个类别共 20 个数据集的均值，结果如表 4-5 所示。

表 4-5　数据初步探索的均值

度量	AD	MCI	CTRL
平均沉默次数	15.3	12.8	10.45
平均测试时间（秒）	45.7	62.7	72.1
医生平均说话次数	8.4	12.9	7.5
参与者的平均说话次数	9.4	8.0	8.4
每句话的平均时间（秒）	0.67	0.86	0.15

从表 4-5 中可以发现，在这 5 种度量中，不同认知状态的人群呈现一定的规律性，显示不同认知状态人群（AD、MCI 和 CTRL）的一些时间特征。认知状况会影响对话的质量，包括医生与被试的交谈时间、每句话的平均发生时间等，这些都是重要的语言学特征。基于认知语言学的时间特征，我们发现参与者的平均沉默次数、平均测试时间、医生平均说话次数、参与者的平均说话次数、每句话的平均时间均呈现一定的规律。即随着认知情况的恶化，参与者平均沉默次数逐渐增多，整个实验的平均测试时间增多，每句话的发生时间也会增加，医生平均说话次数也会增多。AD 患者的话语具有明显的特征，通常表现为犹豫、沉默、停顿和重复。而且，他们的话语难以理解，甚至完全失去了原本的意义。此外，一些口语词，如 a、ao、eh、oh 也经常使用。在认知的早期、中期和后期呈现的自发言语特征，尝试分别从语音、语义、语法、语用和写作四个方面进行比较。认知有障碍的患者具有许多典型的语言特征，这些特征反映了自发性言语的几个特点。首先，它们包含一些让人困惑的非标准表达，例如几种重复单词的形式（如 What is this this is this this is this is this is，而不是标准形式 What is this），典型的自发语音现象如语音缺失可能会导致误解。如表达中的语句"或者兄弟姐妹，这个男孩这个女孩"，正确的表达应该是"这个男孩和女孩或许是兄弟

姐妹"。由于患者往往对某件事不确定，口头表达往往以问句的形式出现，如"她在洗衣服吗?"，以及许多不确定情态词，如可能，好像，也许……或……，觉得有些……。其次，原文中也包含了几种犹豫和沉默的形式，如 \<DEAF\> \<NOISE\> 标记意味着没有声音，也许患者正在试图寻找正确的、适当的语言表达，甚至说话者会发明一些新词，如"操盘子"，可能意味着"拿盘子"。

原始的语音信号经过科大讯飞平台转录，每个音频文件都与文本内容相关联。为了使转录文本与音频的时间对齐，我们在语音中标记了对话时不同说话人的开始时间和结束时间。叙述内容被分割成不同说话对象的话语，并对难以理解的词语、停顿、重复和转述等文本添加注释。沉默的时间、医生和参与者的语言内容都被记录下来。目的是使提取的语言特征以及探索过程具有可解释性和医学意义。根据文本记录，我们发现沉默时间随着认知状态的恶化而增加，这与认知障碍的发展趋势一致。同时，医生说话的次数，即医生提示或指导参与者说话的平均测试时间，参与者平均说话次数和每一轮对话的平均时间都符合一定的规律。图 4-1～图 4-5 分别显示了 AD、MCI 和 CTRL 三类人群的数据特征规律。

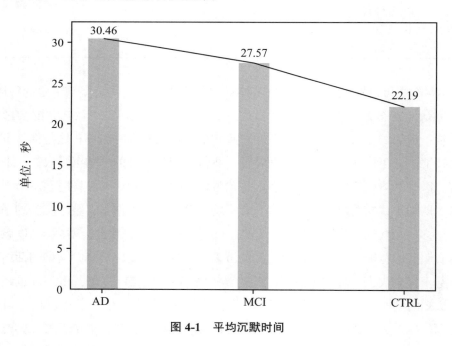

图 4-1　平均沉默时间

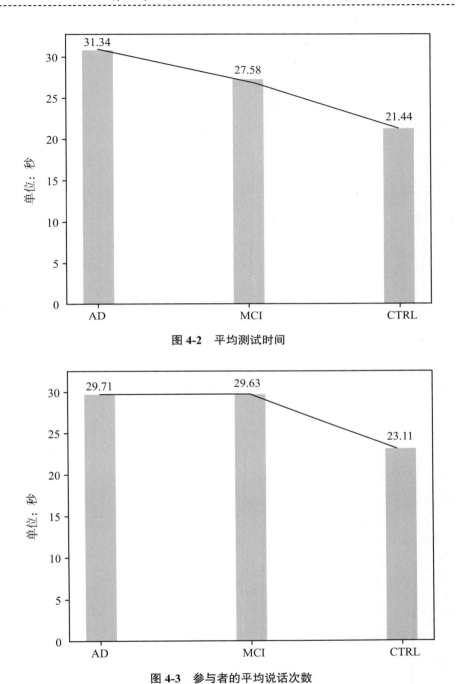

图 4-2　平均测试时间

图 4-3　参与者的平均说话次数

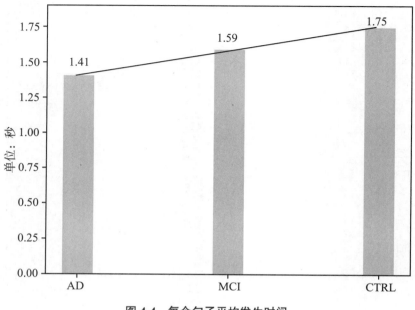

图 4-4　每个句子平均发生时间

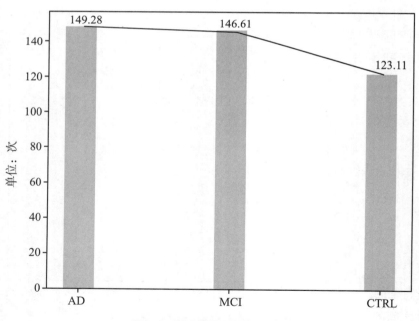

图 4-5　医生的平均说话次数

4.3.3　特征提取

根据以上分析，本研究尝试提取 AD、MCI 和 CTRL 三类人群的语言特征。因为科大讯飞原始转录的文本是基于时间特性的，发音者、每一个句子的开始时间和结束时间、说话内容都显示在文本上，填充词列表包括（um、uh、eh、hm、huh、er、duh）。我们尝试从样本的句法结构如暂停数量和总持续时间等方面探寻文本的规律，得到一组 25 个文本特征，特征说明如下。

对话开始到结束的总时长；医生说话次数；医生说话时间的均值，即医生说话的时间除以总的说话时间；医生说话时间的标准差；医生说话次数除以总的对话次数；参与者说话次数；参与者说话时间的均值，即医生说话的时间除以总的说话时间；参与者说话时间的标准差；参与者说话次数除以总的说话次数；参与者沉默时间占总的对话时间的比例；每个样本中参与者的词汇量；情态助词数（即发声停顿）除以总词汇量的总和，情态助词包括 oh, uh, eh, ah, umm, hmm 等；参与者说话的修正次数；参与者重复说话的次数；每个样本医生的词汇数量；每个样本中医生说话的语气助词数量除以每个样本的单词个数；A 说话的修正次数除以每个样本的单词个数；A 重复的次数；每个样本对话中总发声时间的平均值；每个样本对话的最长发声时间；每个样本对话中发声时间的标准差；每个样本对话中发声时间的中位数；每个样本对话中发声时间的 skew 值；对话的行数；语气词（有声停顿）的个数。

4.3.4　特征降维

从上述方法中我们得到 184 个语音学特征，3 个人口学特征和 25 个文本特征。我们的方法是对这些特征参数进行简单的线性组合，所以最终得到的样本特征维度为 184 + 25 + 3 = 212。而本章使用的数据集数量为 323，特征的维数相对较高。为了避免过拟合，将对数据集进一步进行降维处理。本章使用两种降维算法选择最佳的相关特征，一种是最小冗余最大相关（mRMR）特征选择方法 [141]，可以根据不同特征的重要性进行解析，另一种是 χ^2 检验。每个特征根据其与目标值的相关性进行排序，同时考虑特征的冗余度。一个好的特征表现为特征之间的最小冗余和与目标对象的最大相关性之间的最佳权衡。首先考虑 mRMR 特征选择，它通过最大化特征之间的相关性和最小化特征与目标之间的冗余获得最优的特征集。特别地，对于集合 S 和类 c 中的特征 x_i，mRMR 算法选择特征集 S^* 为

$$S^* = \arg\max_s \left[\frac{1}{|S|} \sum_{x_i \in S} I(x_i, c) - \frac{1}{|S|^2} \sum_{x_i, x_j \in S} I(x_i, x_j) \right] \tag{4-1}$$

式中 $I(X, Y)$ 是 X 和 Y 之间的互信息，X 和 Y 是向量，最终得到所有特征的 mRMR 排名。特征的指标越小，对正负样本的鉴别作用越强大。第二种方法是 χ^2 检验，通过计算自变量和因变量之间的相关性得到权重，然后根据权重对每个特征进行排序。χ^2 用于测量真实值与理论值的差值，χ^2 的计算公式为

$$\chi^2 = \sum \frac{(A-T)^2}{T} \qquad (4\text{-}2)$$

式中，A 是真值，T 是理论值。

4.4　模型构建

本章采用 LightGBM 分类模型诊断 AD 和 MCI 患者，该模型采用一种高效的梯度增强决策树（GBDT）进行分类，并对其进行了改进。GBDT 是 Boosting 算法的一个分支，是一种流行的机器学习算法。LightGBM 是高效的分布式设计，具有以下优点。

（1）更快的训练速度，更高的效率；

（2）更低的内存使用；

（3）更高的精度；

（4）支持并行操作和 GPU 学习；

（5）能够处理大规模的数据。

Boosting 方法以串行的方式训练基分类器，这些分类器是相互依赖的。其基本思想是根据新的弱分类器训练损失函数降低模型的偏差。然而，Boosting 算法并不能显著降低方差，因为在训练过程中，所有弱分类器之间都存在很强的关联性。Boosting 的基本运行过程为：首先，计算当前模型对所有现有模型的负梯度；其次，基于负梯度进行弱分类器的训练和拟合；最后，计算弱分类器的权重，并对模型进行更新。针对以往工作的局限性，LightGBM 结合基于梯度的单边采样（gradient-based one-side sampling, GOSS）和专属特征绑定（exclusive feature bundle, EFB）算法可以提高训练速度，减少内存的消耗。GOSS 算法（算法 1）剔除了梯度小的样本，只使用剩余的样本估计信息增益。对 LightGBM 的研究表明，梯度较大的样本在计算信息增益中的作用更重要，因此我们使用 GOSS 方法选择梯度较大的特征。EFB 算法（算法 2 和算法 3）通过将互斥的特征绑定在一起来减少特征数量，这表明它们很少同时具有非零值。LightGBM 算法还表明寻找最优互斥的特征是一个不确定性问题，而贪婪算法可以获得很好的逼近概率，算法 1、2、3 的描述如下。

Algorithm 1：GOSS

Input：

I: Training data; d:iterations; a:sampling rate of large-gradient data; b: small gradient data sampling rate; loss: loss function; L: weak learner.

$model \leftarrow \{ \}, fact \leftarrow (1-a) \dfrac{1-a}{b}$

1) Top N ← a * len(I), rand N ← b*len(I)

2) For I =1 to d do

3) Preds ← models.predict(I)

4) G ← loss(I,preds), w ← {1,1,...}

5) Sorted ← GetSorted Indices(abs(g))

6) topset ← sorted [1:topN]

7) randSet ← RandomPict(sorted [topN:len(I)], randN)

8) usedSet ← topSet +randSet

9) W[randSet] * = fact

10) newModel ← L(I [usedSet], -g[usedSet], w[usedSet]

11) Models.append(newmodel)

Algorithm 2: Greedy Bundling

Input:

   F: feature; K: maximum conflict count

Output:

Bound sets: bundles.

Structure graph G:

1) Search order ← G. sortByDegree()

2) Bundles ← { }, bundles Conflict ← { }

3) for i in search order do

4) Need new ← True

5) for j =1 to len(bundles)do

6) Cnt ← Conflict Cnt (bundles[j],F(i))

7) If cnt bundles conflict [i] <= K then

8) *Bundles [j]. add(F[i]), need*

9) *New ← False*

10) *Break*

11) *If needNew then*

12) *Add F[i] to bundle sets as a new bundle*

Algorithm 3: Merge Exclusive Features.

Input: The Number of data num Data, Abundle of

    binding features about mutually exchusive

    features F;

output: new histogram newBin, histogram interval

    binRanges.

1) *binRanges ← {0},totalBin ← 0*

2) *for f in F do*

3) *totalBin + = f.numBin*

4) *binRanges.append (totalBin)*

5) *newBin ← new Bin (numData)*

6) *for i = 1 to numData do*

7) *newBin [i] ← 0*

8) *for j = 1 to numData do*

9) *if F [j]. bin [i] ≠ 0 then*

10) *newBin [i] ← F [j]. bin [i] +*

    binRanges [j]

    该模型的每一层都由传统的 GBDT 组成，并逐层深化。第一层分类器对采样的初始输入向量进行训练，得到每个样本所属的不同类别的概率向量。然后，将初始输入数据与概率向量拼接在一起作为下一层分类器的输入。以此类推，最终得到诊断结果。其中学习率过大可能会导致收敛速度加快，但精度较低，因此本实验设定的模型学习率为 0.01，以加快收敛速度，同时获得较准确的结果。同时为了防止过拟合，采用 L1 正则化方法得到最终的模型。

4.5　实验结果与讨论

4.5.1　实验结果

分类任务对模型的结果进行评估,指标包括准确率(accuracy)、精确率(precision)、召回率(recall)和 F_1 值。其中 TP 代表样本为正值,预测结果为正值; FP 为样本为负值,预测结果为正值; TN 代表样本为负,预测结果为负; FN 代表样本为正,预测结果为负。精准率代表正确预测为正值占全部预测为正值的比例, 召回率表示正确预测为正值占全部正样本的比例, F_1 值为 precision 和 recall 调和均值的 2 倍。准确率、精准率、召回率和 F_1 值的公式为:

$$\text{accuracy} = \frac{TN+TP}{TN+FP+FN+TP} \tag{4-3}$$

$$\text{Precision} = \frac{TN}{TN+FP} \tag{4-4}$$

$$\text{recall} = \frac{TP}{TP+FN} \tag{4-5}$$

$$F_1\text{-score} = \frac{2TP}{2TP+FP+FN} \tag{4-6}$$

此外, 实验分别比较了随机森林、支持向量机、Adaboost 等不同的算法, 使用准确率（accuracy）、精确率（precision）、召回率（recall rate）、F_1 值和 AUC 值进行比较。未降维之前二分类和三分类的结果如表 4-6 和表 4-7 所示, 可以发现分类的结果并不理想。

表 4-6　二分类结果

算法	准确率	精确率	召回率	F_1	AUC
随机森林	0.71	0.691	0.662	0.662	0.662
SVM	0.62	0.31	0.5	0.383	0.5
Adaboost	0.687	0.672	0.674	0.671	0.674
LightGBM	0.766	0.781	0.718	0.727	0.718

表 4-7　三分类结果

算法	准确率	精确率	召回率	F_1	AUC
随机森林	0.483	0.443	0.448	0.441	0.573
SVM	0.446	0.149	0.333	0.206	0.5
Adaboost	0.458	0.426	0.411	0.406	0.551
LightGBM	0.52	0.503	0.44	0.417	0.6

在分类测量中，准确率是一个重要的评价指标，代表被正确分类的样本数量。同时 F_1 分数衡量单类不平衡时每个算法的性能。本节采用准确率和 F_1 分数衡量最终模型的表现。下面的实验主要是二分类计算（AD 和 CTRL），同样的方法也可应用于三分类的实验。接下来需要选择降维的特征数，在本章中，主要采用 mRMR 和 χ^2 检验对提取的特征向量进行降维处理，选择的特征数分别占所有特征数的 10%、20%、30%、40%、50%、60%、70%、80%、90% 和 100%，这些特征采用两种方法降序排序。前期提取的 212 个特征参数，我们分别将上述选择的特征数进行比较，以决定分类效果最好的方案（图 4-6 ~ 图 4-8）。

实验对比了 LightGBM 算法在不同数量的特征项，以及与不同的分类器（随机森林和 Adaboost）和不同的特征选择方法（χ^2 检验、mRMR）下的准确率和 F_1 值。图 4-6 显示了不同分类器采用不同特征数量的准确率。其中 LightGBM（蓝色）、随机森林（红色）、Adaboost（绿色）代表准确率。RF 是随机森林，圆形表示 χ^2 检验方法得到的准确率，星形点表示 mRMR 方法得到的准确率。从图中可以发现，当特征数量达到 30% 时，χ^2 检验方法的准确率最高可达 80%。LightGBM 算法在特征数量少于 50% 的情况下表现得更好，而随机森林在特征数量剩余 50% 的情况下表现得更好。在三种分类器中，Adaboost 的性能相对最差。如图 4-7 所示，仅使用 30% 的特征，LightGBM 算法使用 mRMR 降维方法得到的 F_1 值最好为 74.1%。χ^2 降维算法的最佳 F_1 值为 75%，如图 4-8 所示，特征数量同样为 30%，结果比前一种方法略高。

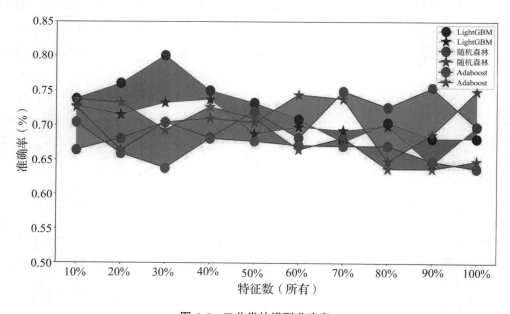

图 4-6　二分类的模型准确率

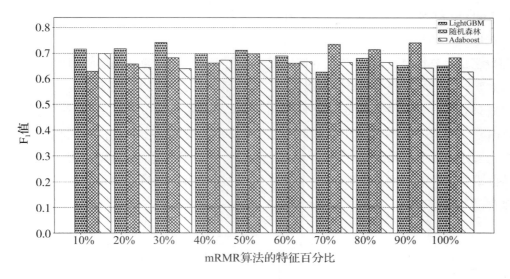

图 4-7　使用 mRMR 降维的 F_1 值

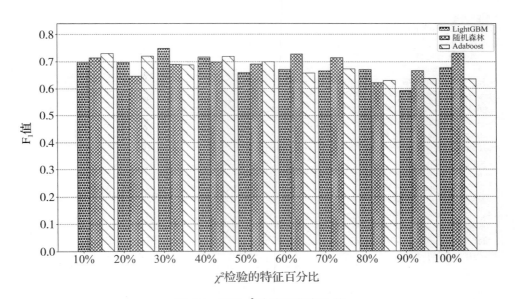

图 4-8　使用 χ^2 检验降维的 F_1 值

对比降维前后模型表现的变化，发现模型降维后准确率由 0.766 提高到 0.8，F_1 值无显著提高。

4.5.2　模型可解释性实验

在二分类中，结合所有特征参数的 LightGBM 算法得到最好的结果。我们关注的是临床医生对 AD 认知判定影响因素的需求，为了实现这个目标，采用表现最好的 LightGBM 算法提取模型最重要的特征参数。LightGBM 中的特征重要性函数可以提取重要的特征集，得到 23 个重要的参数集列表。结果如图 4-9 所示，其中右边的数字是重要性特征的分数。我们发现年龄是本研究中最重要的影响因素，占比为 18.87%，这与临床医学的研究结果一致，即年龄越大，患 AD 的可能性越大。所有的重要参数包括 19 个声学特征，总占比为 67.92%。其中"tsv_feats1""tsv_feats5"和"tsv_feats6"三个语言学特征的相对重要性约占 13.20%，分别排在第 4、第 9 和第 18 位。综上所述，在本研究提取的 212 个特征参数中，年龄因素起到重要的作用，在排序的特征重要因素中，语音特征所占的比例最大，最终模型的表现通过添加语言特征得到改善。

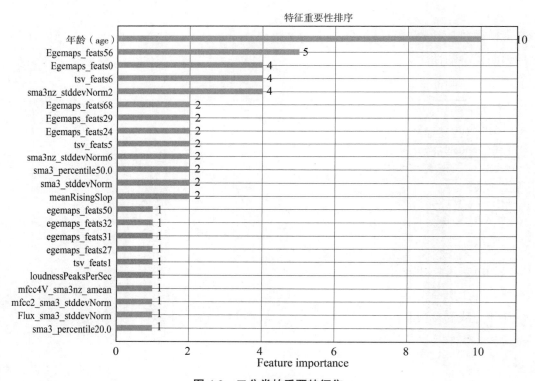

图 4-9　二分类的重要特征集

4.5.3　结果讨论

很多研究表明，人类的认知水平从 40 岁左右开始下降，表现出健忘、容易迷路、不能准确表达自己的意图、不善言辞等症状。语言障碍被认为是 MCI 和 AD 患者较明显的认知症状，大量研究表明，AD 早期语言能力的下降可以作为疾病严重程度的敏感指标，当病情发展到中度或重度时，语言功能显著下降。在本章中，我们使用了著名的波士顿诊断性失语检查图片描述任务智能辅助诊断认知功能障碍的 AD 和 MCI 患者。通过分析和提取语音学和转录文本的特征，找到 AD、MCI 和正常人之间语音和文本的细微差别。与该领域的其他研究不同，本节研究的数据集记录了对话发生的起止时间。在此基础上，我们提取了复杂的基于时间特性的语言学特征，并详细描述了文本特征的探索过程，为模型的可解释性提供了一定的参考价值。与其他疾病不同，痴呆不仅影响患者，而且在疾病的最后阶段，AD 患者的 24 小时护理引发的伦理及家庭矛盾引起了社会广泛的关注。为了推广我们的系统，基于本研究的前期成果，建议开发微信小程序或手机 APP，方便用户随时随地诊断个人的认知状况。用户可以在系统中通过语音输入设备输入个人的语音信息，几秒钟内就能得到个人的认知状况。如果取得成功，将大大减轻医疗负担，为医生提供医疗辅助。我们的系统如果能够得到广泛推广，预计将在全球范围内减少 AD 和 MCI 带来的麻烦和困扰。辅助诊断模型的性能和模型的可解释性是这一领域未来的两个重要的研究方向，所以我们下一步的研究目标主要包括三个方面：首先，采用深度学习算法识别认知功能障碍患者，提高评估模型的性能；其次，希望找到更有效、更准确的特征表达方法，更好地区分认知障碍患者，尤其是 MCI 患者；最后，将探索特征数量对评估模型的影响，得到更好的特征选择方法。

4.6　小结

近年来，随着机器学习和大数据采集设备的发展，越来越多的人将人工智能方法应用到慢病管理与疾病辅助诊断模型的研究中。为了实现 MCI 和 AD 的预警与监测，本研究基于机器学习算法提出辅助诊断模型，用于实现机器学习算法在不同临床场景的应用。我们自主提出的算法在测试数据集中取得了很好的诊断性能，临床上可以辅助医生进行痴呆的分级诊断及健康管理。本章提出的模型架构可以实现在不同的临床场景的 AD 和 MCI 的人工智能辅助诊断，有望优化临床工作流程，减轻临床医生的负担。该算法提出的特征提取方法基于语言学的时间特性，结果显示该方法可以得到较好的模型效果，具有良好的诊断价值和潜在的市场推广价值。同时，基于人工特征提取的方法具有良好的模型可解释性，通过提取重要特征发现年龄是影响模型性能的最主要因素，这与临床医学的研究结果是一致的。

在全世界老龄化的大背景下，持续关注认知功能障碍的老年人的慢病管理，落实"关口前移、重心下移"的政策。本研究基于"治未病"思想下"既病防变""欲病救萌"的理念，借助健康管理的指导，提出一种新的基于语音和语言学的特征提取方法，建立 AD 和 MCI 的筛检模型，实施 AD 人群的早期诊断和干预，尤其对于社区认知障碍患的老年人，保护脑认知功能的管理有一定的参考价值。但是因为目前的模型是基于公共数据集完成的，样本量不足，模型的有效性还需要在现实世界中验证，所以本部分仅仅是一个探索性的实验，还需要进一步扩大训练样本数量，反复验证模型的外延性，方可大力推广。

第 5 章

阿尔茨海默病智能辅助
诊断的小样本迁移学习

5.1　研究背景

　　机器学习近些年在医疗辅助诊断中发挥的作用越来越重要，其成功的关键因素包括大规模的数据集、强大的计算资源以及复杂的神经网络。但是，由于数据安全性、隐私性或很高的标签标注成本等因素的制约，在医疗健康领域很难获取足够的训练样本，使得模型容易产生过拟合现象而导致测试结果不准确。因此，如何让机器学习从少量的样本中提升效率，成为研究人员目前需要解决的一个难题。

　　小样本学习（few-shot learning，FSL）是通过简单学习少量的样本获取知识，从而正确运用于新样本数据中。它是最接近人类智能的学习方法，也是未来人工智能重要的发展方向之一。尽管没有确切的证据从医学角度证明人类可以从少量的样本中学习和概括能力的实现机制，但是一些神经学家认为，人类具有小样本学习的能力，人的认知和学习能力受益于其前额叶皮层（PFC）和人脑的工作记忆机制。而且 FSL 不依赖大规模的训练数据，避免某些特定领域数据准备的高昂成本，可以为只能采集少量样本的新任务实现快速、低成本的模型部署。

　　与该领域早期的专家通过人工提取特征的方法不同，本章使用可靠的深度学习模型，从转录文本中自动发现 AD 中的可疑症状，构建深度学习模型对 AD 进行辅助诊断。通过少量的数据可以学习到数据中隐藏的重要规律，达到甚至超过深度学习的效果，获得有效的特征表示，从而建立一个高精度的辅助诊断模型。针对本节采用的小样本数据的分类问题，采用迁移学习和深度学习算法进行预训练，再将预训练得到的参数

（即学习的知识）迁移到小样本数据集中。具体而言，我们使用预训练的 DistilBert 语言模型[146]作为特征提取器，以获取输入句子或文档的特征，将模型的全连接层替换为逻辑回归分类器（在二分类中表现良好），实现 AD 与正常对照组的分类。由于该预训练模型具有强大的深层语义特征提取能力和精确的二分类效果，这种组合模型可以有效地提高分类性能。此外，后期使用网格搜索策略[147]调整参数，以获得模型的最佳表现参数。该方法在 2020 年的 ADReSS 数据集上表现良好，精确度为 0.88，显著高于基线水平，几乎和挑战赛的冠军结果相当[78]。本研究针对样本量不足提出的一种基于迁移学习的智能辅助诊断模型，通过与其他分类模型进行对比研究，证明本节提出的模型在诊断性能上的优越性，可以在临床上辅助医生进行诊断。本节研究的主要贡献如下：

（1）设计并实现一个简单有效的基于转录文本的 AD 诊断模型，该模型不需要复杂的专业知识；

（2）提出了一种新的深度学习与机器学习相结合的模型架构，并在 InterSpeech 2020 数据集上获得了最佳性能；

（3）该方法具有可靠性高、成本低、使用方便等优点，为小样本的 AD 智能辅助诊断提供一种便利的解决方案。

5.2　迁移学习

AD 智能辅助诊断研究面临的挑战之一是缺乏训练数据集，足够的训练集对于更好地理解语义和句法结构的语言模型非常重要。将知识从一个模型迁移到另一个模型称为迁移学习，它从预训练好的模型中学习有用的信息，然后将其转换为权重转移到另一个神经网络。因此，我们不需要从头开始训练神经网络。使用预训练模型进行迁移学习的一般流程包括：

（1）在大数据集上训练通用的语言模型；

（2）在目标数据集上微调此模型；

（3）使用特定于目标的预训练语言模型进行分类学习。

迁移学习可以从第一个任务中学习一般特征的方法，它可以提供大量的计算资源和大数据集，在深度学习领域非常受欢迎。我们认为，基于注意力的机制允许模型将注意力集中在转录文本的某些重要的情感字或词语上，以快速进行决策，这适合于 AD 的智能辅助诊断，因为它可以自动捕获与 AD 相关的特定语言标记。

5.3　相关工作

由于语言功能在不同阶段的认知缺陷智能诊断中起到重要作用，NLP 技术结合深度学习为 AD 和 MCI 的智能诊断提供了一个准确而方便的解决方案[148]。本研究使用自注意力机制的多层感知器提取深层语义特征，再通过一个强大的二分类器识别 AD。因为深度学习隐藏层的数量比传统的机器学习算法多，所以该方法具有更强的语义抽象能力和分类性能，其可扩展性优于传统的机器学习方法。虽然深度学习算法不需要手动提取特征，但这不意味着我们不再需要人工提取特征。用于诊断 AD 和 MCI 的单一深度学习模型可能会表现较好，但是将其与一些明显的特征标记和更强的分类器结合可能会改善分类结果，我们将在讨论部分详细说明。

许多研究调查了 AD 和 MCI 诊断的语言和语音特征[149]，并提出了许多语音信号处理和机器学习算法诊断 AD 和 MCI[150]。然而，在这一领域，缺乏可以系统地比较不同方法的基准数据集。2020 年 ADReSS 挑战赛是 DementiaBank 数据集的子集，是一个平衡的 AD 患者和健康对照组的数据集。尽管结果并不显著，但手动特征提取方法对分类任务有更好的可解释性。作为 ADReSS 数据集的基础研究，Luz 等[151]使用了三十四种语言特征，包括总的话语数量、类型标记比率、词性百分比、持续时间、平均话语长度和词性比率，并结合线性判别分析，在测试数据集上获得 75% 的最佳准确率。eGeMAPS[65] 和 ComParE[63] 等声学特征参数，在常用的分类器上仅获得约 50% 的准确率。Balagopalan 等[152]使用两种方法对 AD 和正常对照进行二分类，即基于声学和文本特征的传统机器学习算法和深度学习算法（Bert）。最后，Bert 模型得到的最佳精度为 0.8332，优于手动特征提取方法。Syed 等[153] 和 Yuan 等[154]利用声学和语言特征分别获得 85.45% 和 89.6% 的准确率。其中 Syed 等[153]使用声学特征和 InterSpeech 2010 语言挑战赛特征集（ComParE[63] 的低维版本），获得 76.85% 的准确率。Luz 等[155]在没有人为干预的情况下结合语音和语言特征，获得 78.87% 的准确率。这些早期研究大多基于专家设计的特征，无法学习更多有区别力的特征信息，因此获得的性能相对较差。

最新的深度学习方法，如卷积神经网络（CNN）、递归神经网络（RNN）和 Bert 模型，可以通过自动提取高级特征实现良好的性能。例如，Mahajan 等[156]在 CNN-LSTM[157]模型上使用词性（POS）标记和词嵌入作为输入，获得 0.6875 的最佳精度。其中他们将单向 LSTM 替换为双向 LSTM 层[158]，获得 0.7292 的最佳精度。Orimaye 等[159]使用深度神经网络辅助诊断 MCI，与我们的数据集不同，他们使用了 DementiaBank 数据集的 Pitt 语料库，包括 19 个对照组和 19 个 MCI 转录文本。Fritsch 等 [160] 使用增强的 n-gram 语言模型和 LSTM 单元创建神经网络模型，在 Pitt 数据集上对健康人和 AD 患者进行分类，准确率为 85.6%。Pan 等 [161] 使用词嵌入序列作为输入，结合 GRU 和 Bi-LSTM 模型在 Pitt 数据集中诊断 AD 患者。然而，我们使用的模型与他们的不同，我们使用了深度学习结合机器学习分类器的组合方式。同时，研究 [99] 方法类似，在分类问题上采用 Bertlagate 和逻辑回归分类器得到的组合模型，在 DementiaBank Pitt 数据集中得到最佳的表现，最终 SOTA 的模型准确率为 88.08%。但是与笔者的研究使用网格搜索策略得到最佳的模型参数不同，他们使用数据增强技术提高模型的分类性能。

除图片描述任务外，其他任务也可用于识别 AD 患者。例如，Clarke 等 [89] 使用五种不同的任务识别 AD，即对话、程序回忆、图片描述、叙事回忆和小说叙事复述。Clarke 等结合支持向量机（SVM）模型，对 AD 与正常人进行了比较，获得 90% 的最佳准确率。此外，许多研究使用多模态数据集诊断 AD 和 MCI 患者，并且可以从不同的模型中获得更准确、更有差异性的信息。例如，Looze 等 [104] 结合会话的特征、神经心理学测试和结构性的磁共振成像（MRI）探索时间特征，并使用线性混合模型诊断 AD 患者，此研究使用的语料库与笔者不同。Looze 等的研究发现，缓慢的话语转换和低速的语言是早期 AD 患者认知衰退的两个显著特征。Saturnino 等 [163] 使用多模态方法在 ADReSS 数据集上诊断 AD，结合语言、声学和时间特征的方法获得 93.75% 的最佳准确率。Jonell 等 [164] 记录了 25 名 AD 患者的言语、运动体征、瞳孔扩张、热辐射、面部姿态、凝视和心率变异性多模态特征，并发现在临床医学领域，多模态特征可以改善 AD 的辨别能力。最近，随着深度学习的快速发展，迁移学习模型被广泛应用于 AD 诊断。例如，Laguarta 等 [165] 提出一种具有多种生物标记物的方法，包括情绪、肺和呼吸道及声带检测方法，使用迁移学习方法从音频数据集中学习特征，在 ADReSS 公共数据集中获得 93% 的准确率。Zhu 等 [166] 在 Bert 模型上使用迁移学习诊断基于语音和文本特征的 AD 患者，得到 89.58% 的准确率。同时他们还发现，文本模型比语音模型更具辨别力。总体而言，强大的表征学习能力和有鉴别力的分类器、多模态信息和迁移学习都是准确可靠地识别 AD 和 MCI 的有效影响因素。

5.4　迁移学习模型

5.4.1　数据集

本章的任务仍旧基于图片描述任务的诊断性失语检查[40]，实验过程是向参与者展示一张图片，然后被要求尽可能详细地描述这幅图片。模型训练使用的是全球语音顶级会议 InterSpeech 2020 痴呆预测挑战赛的数据集[151]，此数据集包括 78 例 AD 患者和 78 例正常对照组的全波音频和相应的转录文本，训练集和测试集在类别、性别和年龄分布是均衡的。

InterSpeech 2020 痴呆预测挑战赛预先将数据集分为 108 个训练集和 48 个测试集。比赛前期已经做了数据预处理的工作，表 5-1 是不同类别参与者的年龄分布情况，表 5-2 是年龄和 MMSE 得分的均值和方差。下面是采集的数据集的一个转录本示例。

表 5-1　不同年龄段参与者的信息

年龄区间	AD（n=78）		Non-AD（n=78）	
	男性	女性	男性	女性
［50,55）	2	0	2	0
［55,60）	7	6	7	6
［60, 65）	4	9	4	9
［65, 70）	9	14	9	14
［70, 75）	9	11	9	11
［75, 80）	4	3	4	3
全部	35	43	35	43

表 5-2　AD 和非 AD 患者的统计学信息

度量	Non-AD（n=78）		AD（n=78）	
	均值	方差	均值	方差
年龄	66.56	6.60	66.79	6.83
MMSE 值	29.01	1.16	17.79	5.48

A boy and girl are in a kitchen with their mothers. The little boy is getting a cookie for the little girl, but he's on a stool and is about to fall down. The mother is washing dishes. She is obviously thinking of something else because the water pours out over the sink. She finished with some dishes. It seems to be summer because there are bushes. The window is open. There seems to be some kind of breeze because the curtains on the sill there blow. It must be fairly hot. The mother's in a sleeveless dress. The children are in short sleeve tops and have sandals. The little boy has tennis shoes. The mother obviously is unaware of what the children are doing. She will be aware of this shortly. How much more do you want to do?

5.4.2 模型结构

为了提高最终的表现，本研究采用迁移学习构建模型，模型体系架构主要包括两个部分：DistilBert 模型[108]和逻辑回归分类器，其中将 DistilBert 模型的全连接层替换为逻辑回归分类器。两个模型之间转移的特征是 768 维的向量，此向量是逻辑回归分类器的输入特征参数。

虽然近几年，Bert 模型因其优异的性能而受到欢迎，但是具有一亿个参数的深度学习模型，其运行速度对我们的计算机系统而言是一个巨大的挑战。因此，我们选择 huggingface 团队开发的 DistilBert 模型作为嵌入特征提取器。它将 Bert 模型从 12 层减少到 6 层，并删除词嵌入层和 pooler 层。与 Bert 模型相比，此模型可以达到 60% 的运行速度和更小的模型架构（40%），但是保留了 Bert 97% 的语言理解能力[146]。本研究使用 DistilBert 模型用于提取深度语义特征，然后将其传递给逻辑回归分类器对句子进行分类。具体来说，使用预训练的 DistilBert 模型作为特征提取器，其输出层替换为二分类的逻辑回归分类器。模型的逻辑架构如图 5-1 所示。嵌入层代表高维表示向量的句子或整个转录文本，分类器层预测每个句子的标签类别。详细的运行过程为：首先，使用 DistilBert 标记器将单词划分为标记，并在文本中添加一些特殊单词（代表句子开始的 [CLS] 和结尾的 [SEP] 标记）。其次，从预训练模型中搜索词汇

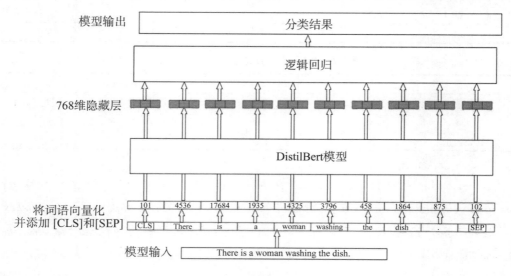

图 5-1 预测模型框架

表，用对应的数字替换 DistilBert 模型的标记，经过学习得到 768 维的输出向量。最后，将该向量输入到逻辑回归分类器，得到最终的二分类结果。整个过程的算法描述如下。

算法 1：模型架构

（1）输入数据集 $D = \{(x_i, y_i)\}_{i=1}^N$；$x_i$ 是输入句子，y_i 是相应的标签

（2）加载预训练的模型，通过将句子分割成单词或子单词对句子进行标记，然后将所有列表填充到相同的大小

（3）使用 DistilBert 模型训练数据集，得到嵌入向量

（4）将嵌入向量放入 logistic 回归模型中，对数据集进行分类

（5）模型评价

DistilBert 模型能够通过对输入文本的全局语义信息进行全面学习，捕获远程信息，因为它具有一些特殊的机制，如多头自注意力机制和位置编码，在特征提取和语义抽象方面具有强大的能力。该过程经过 6 次循环处理，最终得到 768 维的语义特征向量，并作为下一步逻辑回归模型的输入。本研究使用的文字记录是一幅图片的描述内容，文本的最大长度不超过 500，因此考虑到模型的运行速度和语义的完整性，词嵌入的长度设置为 500。

5.4.3　网格搜索（Grid Search）策略

网格搜索是一种简单而广泛应用的超参数搜索算法，比较适用于小数据集，通过搜索范围内的所有点获得最优参数值。本章使用 Scikit-learn 工具中的 GridSearchCV 函数搜索逻辑回归模型的最佳参数，主要包括网格搜索和交叉验证两部分。网格搜索是在指定的参数范围内依次调整参数，然后使用验证集中性能最好的参数对模型进行训练，最后的结果是测试集中 k 折交叉验证分数的平均值。考虑到速度和准确性的问题，我们将 GridSearchCV 的搜索范围设置为 0.0001 ～ 100，步长为 20。

5.5　实验结果与讨论

5.5.1　实验设置

本研究使用 Windows 10 操作系统，电脑配置是英特尔（R）Core（TM）i5-6500 CPU@3.20 GHz、3.19 GHz CPU 和 44.0 GB 内存。使用 Scikit-learn 库的逻辑回归、

NumPy 和 Pandas 扩展程序库，编程语言是 Python 3.6.13。

实验采用准确度、精确度、召回率和 F_1 值作为模型评价指标。表 5-3 是模型预测值和真实值之间的关系。TP 是一个预测为阳性的样本，TN 是预测为阴性的样本，FP 是预测为阳性的阴性样本，FN 是预测为阴性的阳性样本。计算公式为：

$$准确率 = \frac{TN+TP}{TN+FP+FN+TP} \quad （5-1）$$

$$准确率 = \frac{TN}{TN+FP} \quad （5-2）$$

$$召回率 = \frac{TP}{TP+FN} \quad （5-3）$$

$$F_1 值 = \frac{2TP}{2TP+FP+FN} \quad （5-4）$$

表 5-3　预测值和真实值的关系

预测类别	真实类别	
	阳性	阴性
阳性	真阳（TP）	假阳（FP）
阴性	假阴（FN）	真阴（TN）

5.5.2　实验结果

ADReSS 挑战赛的冠军使用语音对齐技术[78]在文本中加入暂停信息，在 ERNIE 模型上做辅助诊断，获得 89.6% 的 SOTA 准确率。笔者在测试集上得到 88% 的准确率，几乎与冠军的结果相当，比 ADReSS 的组织者提供的 75% 的基线准确率提高了 13%。而冠军使用声学和文本两种模态，并将 ERNIE 模型与有鉴别力的语言标记相结合改善了模型的表征学习能力。笔者仅使用一种文本模态而且不需要使用任何特征标记，只通过修改 DistilBert 模型的架构，实现了强大的分类性能。表 5-4 是 DistilBert 模型的参数列表。

本研究使用流行的 Bert 模型和 ERNIE 模型进行对比实验。同时，为了验证不同的分类器对 DistilBert 模型的影响力，还分别使用 CNN、随机森林、SVM 和 AdaBoost（Ada）分类器与逻辑回归分类器进行比较。从表 5-5 可以看出，笔者的方法获得了较好的性能。逻辑回归分类器（LR）是机器学习算法中最简单的分类器之一，在二分类中表现良好，经常成为临床诊断中的首选的分类器。研究[99]也证明了 Bert 模型结合 LR 分类器在分类问题上的优越性。

表 5-4　DistilBert 模型参数

参数	值
Epoch	1
DistilBatch_size	156
Pad_size	500
Pre-trained model	DistilBert-base-uncased
Hidden_size	768

表 5-5　不同模型在 ADReSS 数据集的表现

Model	Accuracy	Precision	Recall	F_1-score
Linear discriminant analysis[149]	0.625	0.60	0.75	0.67
DistilBert	0.48	0.51	0.48	0.48
ERNIE[103]	0.42	0.46	0.42	0.30
DistilBert + CNN	0.58	0.34	0.58	0.43
DistilBert + RF	0.79	0.79	0.79	0.79
DistilBert + SVM	0.625	0.629	0.625	0.622
DistilBert + Ada	0.73	0.73	0.73	0.73
ERNIE + Pause[78]*	0.896	0.902	0.896	0.889
DistilBert + LR	0.88	0.88	0.88	0.87

注：* ERNIE+Pause[78]. 冠军的方法；DistilBert + LR. 笔者的方法；RF 和 Ada. 随机森林和 Adaboost 分类器的缩写。

5.5.3　讨论

如今，预训练模型被认为是重要而且有效的模型，因为它尝试从大数据集中学习语言的特征和结构，并通过只更新少量参数有效地调整模型，以使其在新的数据集上表现最佳。因此，笔者的模型经过预训练，得到最佳的参数。结果表明，笔者的模型学习到有用的分类特征，这不仅减少了对专家定义的语言特征的需要，还使从数据集中提取准确、复杂和全面的特征成为可能。DistilBert 模型提取的词嵌入特征的优点是，它考虑了转录文本中上下文的信息，并根据上下文信息将每个单词转换为合适的向量表示。此外，转录文本以聊天形式进行注释[38]，便于人工提取特征参数的需要。笔者在文本内容有注释和没有注释的情况下分别进行对比实验，发现最终的结果差别不大。直接使用自动语音识别技术（ASR）生成的转录文本，无须进一步进行文本注释即可得到较好的模型表现。笔者的方法与人工特征提取方法（需要进一步注释）相比具有更多优势。此外，ADReSS 挑战赛还包括 MMSE 评估，这是一项详细的交互式测试，用于评估认知的技能，包括记忆、语言、延迟回忆和视觉空间。但是，笔者的模型是否适用于 MMSE 的评估还需要进一步通过实验验证。

许多研究表明，人工特征提取方法与深度学习模型相结合可以提高模型的性能，并且人工特征可以提供很好的可解释性，这对于临床诊断非常重要。深度学习模型无法有效地学习重要特征，如停顿信息（即不能为停顿赋予足够的权重），因此两者的结合可以有效提高 AD 智能辅助诊断的性能。在临床医学中，AD 患者在交谈中出现暂停现象，这不仅意味着患者记忆力的下降，也可能与其脑损伤导致的一些语言功能障碍有关。成功的计算机模型可以引导医生更多地关注 AD 患者的早期临床症状，如停顿和流利性障碍，以便应用于临床诊断。然而，笔者研究的最大局限性在于，用如此多参数的模型解释疾病判定的结果及结果的优劣性较困难[44]。

预训练和微调的范式在许多下游任务中取得了优异的性能。近年来，学术界和工业界的研究表明，预训练模型正朝着更大、网络更深的方向发展。然而，在大型模型中仍然存在一些需要解决的问题，如数据集质量问题，巨大的训练能耗问题，碳排放问题，以及缺乏常识和有效的模型推理能力，这些问题在现有的研究中已经引起重视，希望在未来得到有效的解决方案。

5.6 未来展望

针对目前老年防治指南尚缺乏早期 AD 的风险评估与诊断指标的现状，本节研究针对训练数据集偏少的现状，提出了一种新的基于迁移学习的智能辅助诊断模型。该模型具有准确度高、操作简单方便的优点，可以为早期 AD 的防治指南与疾病的健康管理流程优化提供一定的参考价值。

与其他深度学习任务相比，笔者使用的公共数据集样本量较少，因为临床数据的采集并不容易，有时甚至是不可能的。此方法侧重于深度学习在诊断 AD 风险评估的应用，笔者提出的模型可以对疾病进行迅速、准确的诊断。但是未来需要把更大的样本量纳入临床场景训练及验证模型，通过在更大的数据集上对模型进行训练和优化，以使提出的模型可以在真实的临床场景中应用。本章提出的人工智能辅助诊断模型有望简化 AD 的健康管理流程。

本研究提出的辅助诊断模型还存在一定的局限性：第一，在真实世界的临床中，评估 AD 患者的健康风险需要结合既往的实验室检查及临床病史资料，本章提出的模型仅基于基线的语言学数据训练模型得到的诊断结果，在缺乏患者的临床资料的情况下模型仍然可以给出可靠的、精准的评估结果。未来，我们还需要进一步构建包含临床资料，如人口学、电子病历等实验室数据，满足不同临床场景的不同需求。第二，笔者进行了对比实验,与其他常用的有影响力的模型相比,笔者提出的方法表现更好。因为数据集的单一性,在测试数据集的测试结果还存在一定潜在偏颇的可能性。未来需要在更有代表性的多中心数据集上进一步进行对比验证。本研究基于深度学习模型评估 AD 患者,评估模型的性能优于传统的机器学习模型及医生的平均水平。此方法有望辅助临床医生治疗,提高医生个体的诊断水平。

人工智能在 MCI 和 AD 辅助诊断中已经显示出巨大的应用前景,但是目前只有少部分的人工智能产品实现初步的临床落地与应用推广。实现规范化、全面的人工智能临床产品的应用落地还需要大样本、多中心、前瞻性的研究证实笔者提出模型的准确度、鲁棒性及泛化能力。

5.7　小结

AD 是一种难以使用简便、可靠的方法诊断的神经退行性疾病,患者的语言变化是其认知变化的重要信号。AD 智能辅助诊断面临的挑战之一是缺乏足够的训练数据,这对于更好地理解具有语义和句法结构的语言模型非常重要。笔者使用的预训练的 DistilBert 模型进行文本嵌入,将原始句子转换为 768 维向量,最后通过逻辑分类器进行分类识别。

在语音处理和 NLP 等人工智能技术发展的推动下,迫切需要开发一种可靠、廉价而无创的 AD 智能辅助诊断方法。相对于以往该领域的人工专家式特征提取,本章研究采用了可靠的深度学习模型,在没有专家知识的情况下自动提取深度语义特征,且模型表现优于专家提取的特征。具体而言,采用预先训练好的语言模型作为特征提取器,获取输入句子或文档的特征表示,并采用简单的二分类效果较好的逻辑回归分类器,对 AD 和正常对照组进行分类。该组合具有较强的深度语义特征提取能力和准确的二分类效果,能有效提高最终的分类效果。此外,模型采用网格搜索策略对参数进行优化,得到模型的最佳参数。

未来,我们将重点关注以下方向的 AD 智能辅助诊断。目前比较流行的语言模型是多语言模型,它使用合适的多语言模型,将 AD 的智能辅助诊断知识从具有大数据集的语言中转移到缺少大数据集的目标诊断中,这与 Johnson 等 [162] 提出的方法类似。只有这样,目标任务才能解决专家定义的语言特征的需要。在未来,我们将致力于基于多语言的 Bert 和 Transformer 模型的研究,采用跨语言迁移学习提高 AD 患者的健康识别,这对于临床医疗辅助诊断具有重要的意义。

第 6 章

阿尔茨海默病智能辅助诊断的可解释性学习

6.1 引言

人类的认知能力会随着时间的推移而下降，从而导致记忆和回忆事件的能力退化，通常表现为在对话中难以找到合适的词语表达自己的想法。认知的核心是思维。认知的表现形式和中心过程是概念和推理，而语言是表达思维、概念和推理过程的重要工具。因此，认知与语言有着非常密切的关系。此前的研究表明[112]，早在 AD 被确诊之前就已经出现了语言障碍的征兆。语言功能作为大脑高级功能的一部分，与认知功能有着密切的关系[111]。患者经常使用语言表达自己的心理努力，以找到合适的词语表达或记住一些事情，尤其是与记忆有关的术语。因为语言学与认知功能有很大的关系，基于语言学的 AD 筛选方法具有巨大的潜力。这种无创的诊断方法能够有效、准确地监测认知类疾病随时间的进展情况，减轻医疗系统对认知障碍患者治疗的负担，实时捕捉患者的语言变化，简单有效地评估其认知状态，因此可以用于 AD 的早期诊断。通过构建基于语音获取的自动评价模型，可以得到 AD 患者的语篇分析结果和认知判断。

带有图片描述任务的波士顿失语症测试已经被证明是一种智能诊断 AD 的有效方法，具有重要的理论和实践意义[40]。认知能力下降的一个显著特征是老年人的记忆能力逐渐丧失，一些语言的缺陷在 AD 早期阶段就已经出现，如 MCI 阶段或更早期的主观认知功能障碍（subject cognitive impairment，SCI）阶段，这是因为认知功能障碍患者的语言缺陷直接关系到他们的记忆能力。图片描述任务作为一种检查神经学认知功能状况的方法，在理论上具有较高的灵活性。因此，对 AD 患者进行自然语言分析和综合检查可以揭示疾病早期发病的线索。

目前这一领域识别 AD 患者主要采用两种方式：一种是基于特征提取的方法，所提取的特征通常是人工定义的，具有很多专业知识，往往是不完整的；另一种是基于深度学习的方法，其性能通常比机器学习的分析方法要高，但其可解释性并不好。本研究提出了一种新的有效识别 AD 患者的方法，该方法不需要预先设计特征参数，同时该模型具有对患者语言特征的解释能力。当许多研究[132]使用声学和患者的文本两种模态的信息识别 AD 患者时，笔者试图仅使用参与者的转录文本来识别 AD 患者，并最终通过调整关键词的数量获得最好的表现。在本章中，用来训练和验证笔者模型的数据集来自科大讯飞 2019 年举办的 AD 预测挑战赛。在笔者的实验中，2019 年的二分类任务竞赛时，笔者模型的 F_1 分，比最高的 F_1 分 0.98，优于 0.754，同时可以计算出语言描述中名词和动词的比例，这与国际上对 AD 患者语言特征的研究相吻合[168-169]。

6.2　可解释的阿尔茨海默病的诊治

可解释性是指用人类理解的语言提供可解释的能力。当人工智能（AI）系统会对人的生命造成重大影响时，需要 AI 的决策给出合理的解释、提前的预判和合法的控制。所以在医疗健康领域，AI 面临的重大挑战不是机器能够智能地预判疾病，而是知道机器做的决策是否正确。这个问题无法解决，AI 系统就存在不可信、不可控、不可靠的问题。深度学习本质上获取隐性知识靠的是数学概率模型，随着机器学习尤其深度学习的发展，人工智能的模型越来越复杂，随之而来的是模型的透明性越来越差，模型越来越不可控。所以 2019 年欧盟出台的《人工智能道德准则》明确提出，AI 的发展方向应该是可以信赖的，包括安全、透明、隐私及可解释性，保证机器的目的和人的价值观一致。可见，可解释性对未来人工智能在医疗健康领域的发展具有重要的作用。

AD 为痴呆症的常见形式。随着人口老龄化，患病负担不断增加，在未来可能会超出社会的诊断和管理能力。当前诊断方法是通过结合患者病史、神经心理学测试和 MRI 等方式来识别可能病例，然而实际临床应用仍然存在缺乏敏感性和特异性的问题。全球有数百万人继续遭受 AD 的折磨，而开发有效的疾病治疗方法的尝试仍然停滞不前。目前，尚无根治 AD 的治疗方法，患者只能够通过药物调节的方式来控制病情的发展。虽然近年来出现的一些药物可以帮助患者减缓病情的发展，但是这些治疗必须发病早期进行才能发挥足够有效的作用。因此，能够对 AD 等神经退行性疾病进行早期的、精确的诊断，对于有效预防 AD 患者的发病、改善患者的生活将起到至关重要的作用。多年来，科学家们一直在不断探索新的方法，以期发现早期诊断病情的方法。近年来，随着机器学习算法的不断成熟，科学家和临床医生将注意力集中在 AI 工具上，以帮助他们诊断 AD 的发病风险。

6.3　相关工作

随着认知功能的恶化，AD 患者的语言受词汇驱动，只能用更多碎片化的句子来表达自己的想法，这与儿童早期语言发育的特点相似。在 AD 晚期，患者言语的一致性急剧下降。认知功能障碍患者的语言特征主要包括话题维持困难、指示代词使用过多、句法简化、词汇量少、误解、重复、词汇空洞和模糊、名词动词代词和时态误用、话题突变等。从言语损伤和自发言语的定量分析来看，老年人的话语存在显著性差异，AD 患者的语言损伤程度相对高于正常老年人，参与者的口语表达可以提供更准确的诊断标志，基于 NLP 的诊断模型可以从健康对照组中识别潜在的 AD 患者。通过叙述回忆和记录，可以派生出一系列语言标签，如许多语言复杂性指标。目前大部分的研究基于专家知识提取特征或者深度学习自动提取语义特征识别 AD 患者，笔者的研究没有采用这两种方式，而是按照类别分别汇总不同认知功能者的文本内容。再通过算法提取关键词，计算关键词之间的相似度。根据 KNN 的算法思想，距离近者的类别相同，得到较好的分类结果。

前期的评估模型无法对诊断结果做出可解释性的说明，因为深度学习本身就是一个"黑盒"，虽然部分深度学习的模型对可解释性做了一些研究，但是整体而言效果并不是特别理想。而且前期这一领域大部分的研究都是基于英文数据集，很少有基于中文数据集的研究。本研究针对以上问题，尝试对患者的语言学做解释性说明，即通过分析 AD 和对照组的文本，分析两类人群的词性表现，包括名词、动词和其他词性的使用情况。

6.4　模型构建

6.4.1　建模数据集

本章使用的数据集是 2019 年科大讯飞举办的 AD 预测挑战的公共数据集，实验过程要求参与者描述 Cookie Theft 图片。实验中遵循详细的纳入和排除标准，所有参与者都签署了知情同意书。有关数据集的详细说明见第 2 章 2.2 节。

6.4.2　建模分析

利用 KNN 算法的思想，首先将 CTRL 和 AD 按照不同的标签分类，对所有属于同一个标签的转录文本进行汇总，然后计算未知类别的数据与已汇总的转录文本之间的距离，距离近者的标签即为新样本的标签。整个算法的流程如图 6-1 所示。

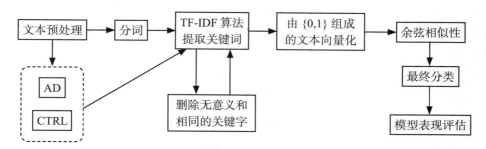

图 6-1　文本分类流程

下面以二分类为例描述整个训练过程，三分类的方法与此类似。首先是各个变量的定义说明：

w_1, w_2：AD 和 CTRL 的转录文本；

w_3：将要被分类的转录文本；

w_1', w_2'：用 TF-IDF 算法提取关键词后的两类文本；

w_3'：TF-IDF 算法提取关键词后待排序的文本；

m_1：新的停用词列表；

w_1'', w_2''：从 m_1 删除停用词后的 AD 和 CTRL 的关键字列表。

（1）文本预处理：我们需要原始的、未经标注的文本做分析，由于原始文本已经被标注，所以采用正则化方法获取原始文本。按照标签将文本内容进行分类汇总，两类为 CTRL 和 AD 的文本，分别标记为 w_1 和 w_2，待转录的文本标记为 w_3。

（2）分词：使用结巴分词工具[170]对上述 w_1、w_2、w_3 进行分词，使用哈尔滨工业大学公开的停止词列表删除停用词。

（3）关键字提取：通过 TF-IDF 算法提取 w_1、w_2、w_3 的关键词，标记为 w_1'、w_2'、w_3'。关键词中仍有一部分无意义的词语如"个""都""一面"等，w_2' 和 w_3' 中也有部分相同的词语，将这两部分词语汇总组成新的停用词列表，标记为 m_1。从 w_1'、w_2' 中删除 m_1，得到两类新的关键词列表，标记为 w_1''、w_2''。

（4）文本向量化：列出 $\{w_1'', w_3'\}$ 和 $\{w_2'', w_3'\}$ 的并集，然后计算由两个并集组成的新的词向量，方法如下：如果单词在并集中，对应位置标记为 $\{1\}$，否则标记

为 {0}。最后我们得到了一个由 {0} 和 {1} 组成的向量列表。

（5）相似度计算：计算两组向量之间的余弦相似度，值越大，表示两个向量越相似。相应地，待分类的文本属于相似度值较大组所属的类别。

在步骤（4）中列出两个句子的并集时，笔者使用的是字符而不是单词，这主要是因为分词可能会影响词向量的质量，从而影响最终文本分类的性能，而使用字符向量可以避免分词错误造成的影响。整个步骤中的关键步骤是步骤（3），显然 AD 和 CTRL 组中相同的单词会影响最终的分类结果，而没有意义的词语也不能作为关键词，删除相同且无意义的词语可以明显提高模型的分类性能。

6.4.3　文本相似度计算

在得到关键词的文本向量表示后，笔者选择余弦距离作为文本相似度的度量方法，该方法方向性更强，对绝对值不太敏感，同时与笔者的向量表示方式相吻合。关键词之间的相似性是指关键词的两个特征向量之间的距离。两个向量之间的距离可以用不同的方法计算，如欧几里得距离、余弦距离、曼哈顿距离等。无论是在学术界还是在工业界，普遍认为余弦距离更合适文本分类，因为一个特定的主题经常使用特定的词汇，余弦相似度更多地关注两个向量在方向上的差异，而不是在距离或长度上的差异。由于我们得到的向量是 {0,1} 的组合，因此根据向量的特性，本研究更适合进行方向性的测量。随着文本特征向量维数的增加，文本特征向量的欧几里得距离趋于 1，而不利于分类，而利用余弦距离相当于归一化，可以很好地解决这一问题。

余弦相似度是两个向量夹角的余弦值，这两条直线形成一个夹角，夹角越小，它们的相似度越高。相应地，向量之间的相似性是通过计算角度的大小来估计的。数学公式为：

$$\cos\theta = \frac{\sum_{i=1}^{n}(A_i * B_i)}{\sqrt{\sum_{i=1}^{n}(A_i)^2} * \sqrt{\sum_{i=1}^{n}(A_i)^2}} = \frac{A * B}{|A| * |B|} \tag{6-1}$$

假设 A 和 B 是两个 n 维向量，A 是 $[A_1, A_2, \cdots, A_n]$，B 是 $[B_1, B_2, \cdots, B_n]$。θ 是 A 和 B 之间的夹角。x 和 y 之间的距离定义为：

$$L_p(x_i, x_j) = (\sum_{l=1}^{n}\left|x_i^{(l)} - x_j^{(l)}\right|^p)^{\frac{1}{p}} \tag{6-2}$$

其中 $p \geq 1$。当 $p = 2$ 时为欧几里得距离，即：

$$L_2(x_i, x_j) = (\sum_{l=1}^{n}\left|x_i^{(l)} - x_j^{(l)}\right|^2)^{\frac{1}{2}} \tag{6-3}$$

当 $p = 1$ 时，曼哈顿距离为：

$$L_1(x_i, x_j) = (\sum\nolimits_{l=1}^{n} |x_i^{(l)} - x_j^{(l)}|) \tag{6-4}$$

6.5　实验结果与讨论

6.5.1　模型效能评价

在实验中，我们评估了模型的二分类性能，该方法还可以用于三分类（AD、MCI 和 CTRL）的评估。实验硬件配置如下：Intel Core（TM）i5-6500 CPU 3.2GHZ，RAM 12GB。编程语言是 Python 3.5。通过准确率、精确率、召回率和 F_1 值来评价最终的分类性能，混淆矩阵也用于可视化分类的性能。

图 6-2 为二分类混淆矩阵的结果，图示 179 个数据集中有 21 个数据在该方法中出现了误分类。在二分类中，所有的 AD 类别都被正确分类，而对于 111 个 CTRL，被正确分类的个数是 90 个，错误分类的个数是 21 个。不同特征个数（n）的二分类结果如表 6-1 所示，笔者尝试了不同数量的特征，包括 100、200、300、400、500、600、700、800 和超过 835 个特征来比较性能，它们分别占关键词数的 12%、24%、36%、48%、60%、72%、84%、96% 和 100%，模型的性能先上升后下降，在特征数超过 835 后趋于稳定。在本研究中，笔者没有选择 1 ~ 835 范围内所有的 n 值，只是展示了分类性能的趋势。最终得到的 AD 关键字的总数是 675，CTRL 关键字的数量是 835。因此，当模型中的关键词数量大于 835 时，分类结果是稳定不变的。当使用全部的关键词时，最终分类的准确率、精确率、召回率、F_1 值分别是 0.88、0.91、0.88 和 0.88。当关键词数为 700 时，性能最好，根据对比计算，模型的准确率可以达到 97.77% 的最佳表现。

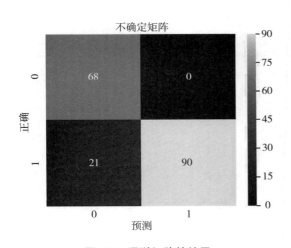

图 6-2　混淆矩阵的结果

表 6-1　特征数不同时模型的二分类表现

n	准确率	精确率	召回率	F_1 值
100	0.77	0.88	0.67	0.72
200	0.87	0.95	0.87	0.91
300	0.88	0.95	0.88	0.92
400	0.91	0.99	0.91	0.95
500	0.96	0.99	0.9	0.93
600	0.96	**1**	0.96	**0.98**
700	**0.98**	0.98	**0.98**	**0.98**
800	0.92	0.93	0.92	0.92
≥ 835	0.88	0.91	0.88	0.88

6.5.2　模型对比评价

基于目前深度学习的算法在文本分类中强大的表征学习能力及分类效果，本章也与深度学习算法进行对比研究，包括 Bert[91]、BertCNN、BertDPCNN、BertRCNN、BertRNN、ERNIE 和 ERNIEDPCNN 七个模型。表 6-2 为采用这些深度学习模型进行智能诊断的结果，除 Bert 和 ERNIE 模型外，其他模型是两种不同模型的组合，如 Bert + CNN、Bert + DPCNN[102]、Bert + RCNN[101]、Bert + RNN、ERNIE[103] + DPCNN。作为辅助方法，本章不再描述深度学习模型的细节，具体可以参考相关论文。所有基于深度学习的模型结果见表 6-2。这些深度学习模型中性能表现较好的是 Bert 模型，但是表现不如笔者提出的方法。

表 6-2　深度学习对比模型的表现

模型	精确度	召回率	F_1 值
Bert	**0.833**	**0.833**	**0.833**
BertCNN	0.565	0.750	0.643
BertDPCNN	0.565	0.750	0.643
BertRCNN	0.758	0.778	0.733
BertRNN	0.829	0.833	0.815
ERNIE	0.565	0.750	0.643
ERNIEDPCNN	0.565	0.750	0.643

6.6　模型的可解释性

在临床医学中，模型的可解释性非常重要。词汇对于研究 AD 语言特征非常重要，不同词性可以用来辅助诊断不同认知障碍患者的语言功能变化。例如 Bucks 等 [58]

和 Jarrold 等[173] 发现 AD 患者动词、形容词和代词的比例增加，名词的比例减少。Ahmed 等[174] 发现 AD 患者说话时动词和代词的变化与正常对照组不同。在本章中，我们提取了表现最好的模型的关键词，包括名词、动词和其他词性，AD 患者（或者可能的 AD 患者）和正常对照组（CTRL）在最佳情况下使用三种不同词性的性能。基于 TF-IDF 算法的前 25 个关键词如表 6-3 所示。除了名词和动词外，其他词性包括代词、介词、连词等。其中 Seed words 是研究[73] 提出的能够正确描述 Cookie-Theft 图片的种子词。

表 6-3　Seed、AD 和 CTRL 的关键词示例

类别	关键词
Seed words	**boy, girl, woman, cookie, stool, sink,** overflow, fall, **window, curtain, plate, cloth, jar, water, cupboard, dish, kitchen, garden,** take, wash, reach, **attention,** see
AD	**sister,** tell, this, relation, **brother,** once, **sister, basin,** two, out, **brother,** one, yes or no, at home, wash the dish, put, under, **pool, window,** what's up（means "干什么"）, maybe, no, look, known, what（means "干什么"）
CTRL	**Basin,** wash the dishes, outside, fall down, relation, this is, **sister,** once out, come out, two, tell, one, **tap, brother, girl, window,** nothing, **chair, brother and sister,** have, speak, out of window, **mother, window**

注：名词用粗体标记，动词用灰色阴影标记，其余是除名词和动词外的其他词性。

笔者从关键词中提取 25 个名词和动词进行分析，这些词承载了文本最多的语义信息，关键词提取采用 TF-IDF 算法。"what's up" 和 "what" 分别意味着 "干嘛" 和 "干什么"；"sister" 和 "brother" 出现了两次，分别代表 "姐姐" "弟弟" "妹妹" 和 "哥哥"。笔者归纳名词、动词和其他词性在关键词列表中所占的比例（表 6-4）。

表 6-4　不同分组的词性分布 [n（%）]

	名词	动词	其他词性	汇总词
Seed words	17（74）	6（26）	0（0）	23
CTRL	10（40）	5（20）	10（40）	25
AD	7（28）	4（16）	14（56）	25

表 6-4 为本次实验不同分组的词性分布情况，CTRL 组话语的关键字中有 10 个名词、5 个动词和 10 个其他词，AD 患者话语的关键字中有 7 个名词、4 个动词和 14 个其他词，而 Seed words 中包括 17 个名词和 6 个动词。随着认知能力的下降，CTRL 组关键词中名词的使用比例较 Seed words 下降 34%，而 AD 患者名词的使用比例仅为 28%，较 Seed words 下降 46%。AD 患者往往不能完全描述展示给参与者的场

景中的物体（通常用名词来描述），表明 AD 患者在名词提取方面存在一定的困难，场景中很多物体无法命名导致语言表达的明晰性受损。不相关词占 AD 辅助诊断的56%，这可能表明患有严重认知障碍的人无法用正确的词语表达自己的想法，而使用其他不重要的其他词性的词语作为替换。例如，"饼干"可以用"圆形的甜面食"替代。"窗帘"可以被描述为"用来遮阳的布"等。同时，我们发现 Seed words 中只有名词和动词，涵盖了画面场景中正在发生的所有重要事件。AD 患者的关键名词和动词的使用明显下降，仅为正常水平的一半，而代词和介词的使用在对话中增加，说明 AD 患者对图片的描述不完整和不准确，原因可能是心理词汇量随着疾病的发展而缩减，描述图片的关键词并没有完全涵盖图片中所呈现的所有事件。例如，AD 患者的文本记录中，一些疑问代词，包括"可能""为什么""是什么""是"或者"否"的关键词，和一些不重要的词，比如"一对""一次""两个"出现在 AD 组的关键词列表中，但是一些非常重要的关键词如"母亲"或"妈妈"并没有出现。因为图片中主要人物包含三个，而 AD 组的关键词只涉及两个人。对比研究发现 AD 患者词汇缺陷较明显，这表明 AD 患者进行场景描述时，使用词语的不完整、词性缺陷比较明显，这可以为研究 AD 患者的词汇表现提供一定的参考价值。

综上所述，通过句子的组织和表达描述一个场景，AD 患者明显不同于正常人。在医生与 AD 患者之间的对话过程中，患者的话语包含大量的口语、方言、沉默、表达意义不清、重复的语句，让人很难理解对话的真正含义。随着年龄的增长，因为大脑负责语言表达的部分受损，患者使用正确的词汇和语言表达自己的能力会逐渐下降，所以不能用简单清晰的信息表达自己的想法，影响了他们的话语质量、语言的准确性和信息的清晰度。

目前，人工智能技术在手术机器人、医疗影像分析、医疗决策、个人就诊助手等场景下得以广泛应用。实现更加智能化的计算机辅助诊断（CAD），为医生提供更准确的决策依据。然而，医疗健康应用关乎于用户生命安全，对于模型可解释性的要求颇高，人们期待人工智能应用在做出决策的同时也能给出相应的依据和解释，这对当前的深度神经网络模型提出了巨大的挑战。相较于医疗的分割、配准、分类等影像分析，辅助诊断与决策对模型的可解释性要求更高。智能化医疗影像分析的目的往往是提高医生的效率。例如，帮助医生快速地处理数十层、数百层的 CT 影像，语言中隐含的情感分析，更多的是对图像、文本的一种诠释，解释难度较小。但是在辅助诊断与决策场景下，医生的辅助治疗的诸多环节都涉及可解释性的问题。但是为这种类型多模态数据提供可解释性仍然是学术界、工业界的一大难题。

近年来，归因分析技术在深度学习可解释性研究领域较为流行，此类技术研究的是输入数据维度的可解释性。对于患者的诊断决策结果来说，不仅需要数据输入维度上的可解释性，还需要理解不同维度之间的相互作用。输入级别能够提供的可解释性较为有限，我们往往还要考虑更抽象的相关性。因此，人工智能系统的可解释性成为了辅助诊断的重要因素，涉及数据收集困难、算法设计瓶颈等方面。研究者们试图通过各种手段赋予人工智能系统可解释性，比如解释神经网络的高层语义、构造可解释的概念。然而，真正能够落地应用的技术却不多。基于临床数据的实验表明，在医疗决策场景下，约 30% 可以由归因方法解释，而 70% 则依赖于更高维度的因素，需要考虑高阶的相关性解释。

6.7　小结

本章采用基于 KNN 算法的自然语言处理技术智能诊断 AD 患者，得到较好的分类性能，并对它们语言表达的词法性能进行了进一步的分析。话语是一扇能够洞察主体心灵、揭示其心理反应的窗户，记忆和语言表现之间有天然的联系。本研究采用基于图片描述任务的医生与参与者之间的转录文本识别 AD 和患者，该方法具有创新性、简单、方便可靠、无创等优点。最终的结果表明，采用 NLP 技术，包括文本预处理、文本分词、关键词提取、文本向量化和文本相似度计算，可以辨别 AD 患者。此外，通过分析会话中的关键词，还可以获得 AD 患者文本中的词汇表现。从对比实验中可以看出，文本的关键词以及关键词的数量会影响最终分类的表现，如何提取关键词以及关键词的数量也是目前 NLP 领域研究的热点。本研究的不足之处是数据集数量相对较少，可能缺乏说服力，因此实验需要更大的数据集提高模型的鲁棒性。另外中文数据集的匮乏也是今后需要努力的方向，如公共数据集 DementiaBank 缺乏中文语料库。未来我们希望利用深度学习算法有效提取深度语义特征，进而构建更稳定、更快速、更高性能的 AD 智能辅助诊断模型。这对及时有效地进行早期疾病的诊断，预防疾病的发展，指导患者家属、医生和护理人员积极有效地与患者沟通具有重要的临床意义和现实意义。

第 7 章

使用多模态特征诊断轻度认知障碍和阿尔茨海默病

言语可以作为 AD 和轻度认知功能障碍（MCI）的诊断指标，语言障碍可能是 AD 和 MCI 患者重要的早期表现。本研究综合提取声学、人口学、语言学的多模态特征，采用机器学习算法对 MCI 和 AD 患者进行有效预测。此外，为了得到最好的结果，还用四种目前最流行的机器学习算法对不同的组合方法和不同的分组进行有效的对比实验。根据科大讯飞 2019 年 "阿尔茨海默病预测挑战赛" 数据集，LightGBM 的性能优于其他算法。研究还显示，年龄对 AD 的识别有显著影响。

7.1 背景

人类的认知能力随着时间的推移而退化，导致记忆和回忆事件的能力下降，在对话中难以找到合适的词语表达自己。语言功能作为大脑高级功能的一部分，与认知功能有着有效的关系[175]，基于语言学的 AD 和 MCI 筛查方法具有很大的潜力。这种非侵入性诊断方法如果能有效、准确地监测 AD 和 MCI 疾病的进展，可以减轻医疗保健系统的负担，因此它可以实时捕捉患者的语言表现，可以作为简单、早期检测痴呆症不同阶段的可靠工具。通过构建语音采集自动评价模型[176]，证明了图像描述任务是一种检测 AD 和 MCI 的有效方法，具有重要的理论和实践意义。认知障碍通常无法确诊，也不容易被发现，尤其在疾病的早期。临床医生发现在任何阶段识别认知功能障碍都具有挑战性，高达 50% 的人即使在痴呆后期[177]也不能及时诊断，因为大脑衰老最重要的研究都集中在早期阶段，认知障碍又不可逆转，该阶段通常被称为轻度认知障碍（MCI）或更早期的主观认知下降阶段（SCD）[178]。研究[40,179]采用基于自发语音和转录文本识别 MCI 和 AD，包括图片描述任务、故事叙述、地图位置识别、执行命令等。目前，基于语音和文本特征的 MCI 和 AD 识别常用的机器学习算法有支持向量机、随机森林、决策树、深度学习等。本研究首先从语音及其转录文本中提取声学和语言的复杂性指标，目标是为准确地找到 MCI 和 AD 的早期识别标记，然后将这些特征集以不同的组合形式输入分类器，以区分 AD 和 MCI 个体与健康对照组。同时，在特征提取后，采用一些常用算法实现我们的目标，并对度量指标进行比较，以找到最佳性能。实验表明，LightGBM 算法具有较好的性能，并对提取的重要特征进行排序，以提高模型的可解释性。

本研究采用失语症诊断测验 [183] 中的图片描述任务，测试被试者的认知状况。数据集来自科大讯飞公司举办的挑战赛。任务的主要内容是展示一个主题的图片，然后要求参与者描述图片中发生的事情，如果参与者沉默几秒钟，医生可以暗示他。实验的总体框架如图 7-1 所示，为了自动检测 AD 和 MCI，在挑战赛中建立了汉语痴呆数据集，包括 500 多段录音的音频和文字记录。

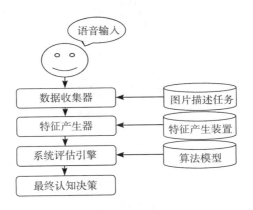

图 7-1　实验的总体框架

7.2　数据预处理

对原始语音样本进行录音，然后通过科大讯飞自动语音识别（ASR）平台 [180] 转录为文本。一些不适合研究的数据集已经被丢弃，例如一些糟糕的录音，更多的方言，测试中断等。同时，为了与国际上这一领域的研究相一致，删除了年龄在 40 岁以下及受教育年限在 5 年以下的分类。最终适合本研究的数据集包括 CTRL 组 111 个，MCI 组 144 个，AD 组 68 个，其中 CTRL 组女性 60 个，男性 51 个，MCI 组女性 84 个，男性 60 个，AD 组女性 38 个，男性 30 个，如图 7-2 所示。人口统计学特征及其统计表现如表 7-1 所示，从中我们可以发现，AD 组明显比其他两组年龄大，而 CTRL 组与 MCI 组差异不大，说明年龄可能是认知状态的重要影响因素。同时，我们发现受教育年限越短，认知状况越严重。三组间年龄、受教育年限标准差（SD）差异无统计学意义（$\alpha = 0.05$），见表 7-1 加粗。

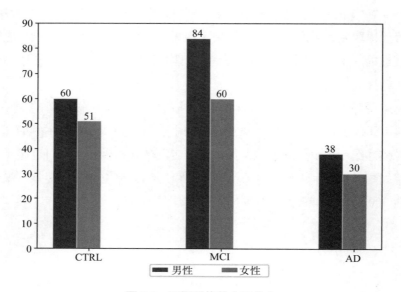

图 7-2　不同群体的人口分布

表 7-1　三组的人口学特征

数据集个数（均值 ± 方差）	学科组			统计学	
	CTRL (n=111)	MCI (n=144)	AD (n=68)	F	P
年龄（均值 ± 方差）	66.68±10.1	65.65±10.04	73.66±10.09	16.97	0.000***
教育年限（均值 ± 方差）	11.88±3.188	10.39±3.198	9.93± 3.185	10.71	0.000***
性别（% 女性）	54.05%	58.33%	55.88%		

注：***$p < 0.001$，有统计学意义（$\alpha = 0.05$）的结果加粗

7.3　特征抽取方法

数据来源包括每个参与者的声音样本和转录文本。为了选择合适的特征训练分类器，需要提取多模态特征，包括声学特征、语言特征和相关的人口特征，并进行对比实验，以找到更好的性能。在本研究中，最终提取了 184 个声学特征和 7 个语言特征，加上 3 个人口学特征，共有 194 个特征参数。表 7-2 列出了这些参数的组成。

表 7-2　特征参数的组成

	语音特征	文本特征	人口学特征
特征个数	184	7	3
总特征数		194	

7.3.1　语音学特征

在声学特征在实验过程中，提问者的音频已经被擦除，实验中只剩下被试者的音频。提取的声学特征包括两个部分，一是 88 个扩展的声学参数集 eGeMAPS，二是 24 个低级描述符（LLD）。本研究中所有声学参数均可从 OpenSMILE 工具包中获取。eGeMAPS 是 2016 年 IEEE TRANSACTIONS ON AFFECTIVE COMPUTING 首次提出的，是 62 个 GeMAPS 的扩展。GeMAPS 是由 18 个 LLD 计算出来的高级统计函数 (HSF) 特性。18 个 LLD 组成如下：

（1）频率相关参数：①音高；②抖动；③ 1 2 3 共振峰频率。

（2）能量 / 振幅相关参数：①振幅微扰；②响度；③谐波噪声比（HNR）。

（3）光谱参数：① α 比例；② Hammarberg 指数；③ 0 ~ 500 赫兹和 500 ~ 1500 赫兹的频谱率；④ 1 2 3 共振峰的相对能量；⑤谐波差 H1 ~ H2；⑥谐波差 H1-A3。

（4）光谱（平衡 / 形状 / 动态）参数：①倒谱系数 1 ~ 4；②连续两帧光谱通量差。

（5）频率相关的参数：为共振峰 1 ~ 3 参数的完整性增加 2 ~ 3 带宽。

第二个特征集是 24 个 LLD。根据 LLD 特征计算四个统计函数，包括均值、标准差、最小值和中位数，因此特征维数为 96（24×4=96）。最终声学参数的总维数为 184（96+88=184，其中 88 是 eGeMAPS 的特征数量）。

7.3.2　人口统计学特征

本研究采用的人口学数据的特征主要包括性别、年龄和教育年限。范德堡大学医学中心的精神病学和行为科学研究发现，在美国，2/3 的 AD 患者是女性，女性比男性更容易患 AD。年龄是一个非常重要的影响因素，年龄越大的人越容易患老年痴呆症。教育年限是另一个 MCI 和 AD 发病的重要因素，教育与阿尔茨海默病的关系一直是研究的重点。大量研究证明，受教育程度越高，痴呆症发生的发病率越低。据统计分析，受教育程度在 8 年以下的人群中 AD 的发病率为 20.4%；受教育程度在 9—11 年的人群中为 15%。高中学历的发病率为 13.2%，大学及以上学历的发病率为 11.2%。因此，我们选取了三个重要但易于获取的人口统计学因素作为我们的人口统计学特征参数。

7.3.3 语言学特征

比赛记录以 TSV 格式保存，详细记录每段对话的开始时间和结束时间。表 7-3 列出了文本的格式说明。

表 7-3　转录文本的格式说明

字段名称	描述
no	数据集的个数
start_time	对话的起始时间
end_time	对话的终止时间
speaker	<A> 代表医生，<B> 代表参与者。sil，<DEAF> 和 <NOISE> 代表沉默
value	对话内容

参与者话语的完整性在一定程度上反映了他们的认知水平，对话的持续时间可能是认知状态的一个重要指标。本文根据医生与参与者的对话时长提取了一些语言学特征。在原始文本中，对话中的 start_time 和 end_time 分别代表对话的开始时间和结束时间，因此 end_time - start_time 为对话中医生与受试者之间的持续时间，是认知水平的指标之一，即对话持续时间越长，参与者的认知水平相对较高。因此，基于上述考虑，本研究提取了对话时长的七个统计特征作为语言学特征，包括均值（avg）、最小值（minimum）、中位数（median）、最大值（maximum）、标准差（std）、偏值（skeness）和维度（shape）。表 7-4 显示了三组语言学特征的均值和标准差，以及七个特征的统计值。在所有语言特征中，最小值和维度的 $p = 0.03$ 和 $p < 0.0001$，具有显著性差异。从表 7-4 中，我们还可以得到三个不同组之间的一些差异，如均值、最小值、最大值、标准差、偏度，这几个语言学特征的对话持续时间随着认知状况的恶化而减少。

表 7-4　语言特征的统计值

索引	特征参数	CTRL		MCI		AD		统计学值	
		均值	方差	均值	方差	均值	方差	F	p
1	均值	1.81	1.20	1.74	0.98	1.67	0.31	0.41	0.66
2	最小值	0.31	0.06	0.30	0.07	0.28	0.07	3.49	0.03*
3	**最大值**	18.59	67.22	16.24	69.33	9.12	4.80	0.52	0.59
4	标准差	2.75	8.39	2.36	8.04	1.58	0.60	0.54	0.58
5	中位数	1.12	0.23	1.14	0.19	1.16	0.23	0.73	0.48
6	偏值	2.73	1.71	2.55	1.74	2.33	1.1	1.35	0.26
7	**维度**	68.82	23.67	84.90	28.69	91.63	38	15.07	0.000***

注：*** $P < 0.001$　** $P < 0.01$　* $p < 0.05$，有统计学意义（$\alpha = 0.05$）的结果加粗

通过上述分析，最终特征参数的维数为（323,194），将这些特征参数输入分类器，得到进一步的分类结果。

7.4　分类器

为了得到更好的分类效果，我们进行不同的实验，并将结果与该领域常用的分类器进行比较，包括 Logistic Regression, Adaboost, SVM 和 LightGBM。由于 LightGBM 算法在本实验中具有较好的性能，所以我们对该算法进行了详细的介绍。LighthGBM[136] 和 XGBoost 一样，是 GBDT 的高效实现，是 Boosting 模型的新成员之一。以损失函数的负梯度作为当前决策树残差的近似值拟合新的决策树，其原理类似于 GBDT 和 XGBoost 模型。决策树在信息量最大（即信息增益值最大）的特征点上对每个节点进行分割。信息增益通常采用分裂后的方差衡量，定义如下：假设 O 是决策树固定节点上的训练数据集。在点 d 处，分裂特征 j 的方差增益定义为：

$$V_{j|o}(d) = \frac{1}{n_O}\left[\frac{\left(\sum_{\{x_i \in O:x_{ij} \leqslant d\}}g_i\right)^2}{n_{l|o}^j(d)} + \frac{\left(\sum_{\{x_i \in O:x_{ij} > d\}}g_i\right)^2}{n_{r|O}^j(d)}\right],$$

$$where\ n_O = \sum I[x_i \in O],\ n_{l|o}^j(d) = \sum I[x_i \in O:x_{ij} \leqslant d]\ and\ n_{r|O}^j(d) = \sum I[x_i \in O:x_{ij} > d]$$

$$(7-1)$$

决策树选择 $d*j = argmax[d\ V_j\ (d)]$，然后计算最大增益 $V_j\ (d*j)$。最后，在点 d_j 处，根据特征 j 将数据集分为左子节点和右子节点。LightGBM 的设计是分布式的、高效的，具有以下优点：更快的训练速度和更高的效率；降低内存使用率、更高的精度；支持并行和 GPU 学习，能够处理大规模数据。Boosting 方法以串行的方式训练基分类器，这些分类器是相互依赖的。其基本思想是：根据当前模型损失函数的负梯度信息训练新的弱分类器，然后将这些分类器以累加的形式组合到现有模型中，不断降低损失函数，从而进一步降低模型的偏差。然而，Boosting 并不能显著降低方差，因为在训练过程中所有弱分类器之间都是强相关的。梯度 Boosting 是 Boosting 算法的一个重要分支，其主要流程包括：首先，计算当前模型在所有已有模型上的负梯度；其次，基于负梯度训练并拟合新的弱分类器；最后，计算弱分类器的权值对模型进行更新。

7.5　不同分类特征下的性能

在本节中，不同方法的度量指标包括准确率、精密度、召回率、F1 得分和 AUC 值。首先对 AD 和 CTRL 两类人群进行不同特征组合的对比实验。具有人口统计学特征和声学特征的实验结果如图 7-3 所示，从中可以看出 SVM 的性能并不比其他算法好，与逻辑回归和随机森林分类器的性能没有太大的差异。相对而言，LightGBM 算法具有更好的性能。图 7-4 显示所有特征参数的性能，逻辑回归和 Adaboost 分类器的性能没有太大的差异，而 SVM 的性能较差。LightGBM 的 AUC 值为 0.87，比其他算法高 10% 左右。所有特征集的性能都相对较好。

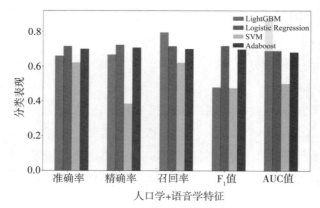

图 7-3　人口统计学 + 声学特征集结果

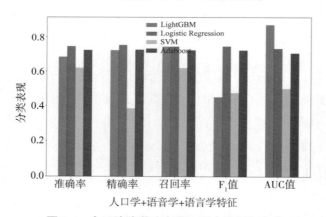

图 7-4　人口统计学 + 声学 + 语言特征集表现

同时，所有特征参数在二分类和三分类中的分类性能。表 7-5 ~ 表 7-7 显示了三种具有 194 个特征参数的分类方法结果，包括区分 AD 与 CTRL、MCI 与 CTRL、MCI、AD 与 CTRL。

表 7-5　AD 和 CTRL 的不同算法结果

特征	准确率	精确率	召回率	F_1 值	AUC 值
支持向量机	0.62	0.385	0.62	0.475	0.5
逻辑回归	**0.737**	**0.747**	0.737	**0.737**	0.725
Adaboost	0.721	0.723	0.721	0.72	0.703
LightGBM	0.676	0.667	**0.796**	0.637	**0.875**

表 7-6　MCI 和 CTRL 分类结果

特征	准确率	精确率	召回率	F₁ 值	AUC 值
SVM	0.62	0.385	**0.62**	0.48	0.5
Logistic Regression	0.576	0.579	0.576	0.57	0.57
Adaboost	0.573	0.57	0.573	0.57	0.56
LightGBM	**0.627**	**0.615**	0.585	**0.58**	**0.80**

表 7-6　AD、MCI 和 CTRL 分类结果

特征	准确率	精确率	召回率	F₁ 值	AUC 值
SVM	0.565	0.319	0.565	0.41	0.5
Logistic Regression	0.501	0.507	0.501	0.5	**0.599**
Adaboost	0.573	0.57	0.573	0.57	0.561
LightGBM	**0.604**	**0.598**	**0.604**	0.55	0.566

从以上实验中我们发现 LightGBM 算法的性能较好，用该算法做对比实验，不同特征组合的结果如表 7-8 所示。"+"表示特征集组合，"和"表示左右对比实验。第一行是区分有认知功能障碍的患者与 CTRL 患者。第二行是识别 AD 患者。第三行和第四行是从正常人中识别 AD 或 MCI 患者，其中第三行评分高于第四行。毕竟，AD 患者与 CTRL 的差异性大于 MCI 患者与 CTRL 的差异。三分类（AD、MCI 和 CTRL）不容易区分，其得分通常低于二分类。表 7-9 展示了五种不同特征参数采用 LightGBM 算法的分类结果，包括人口学特征、声学特征、语言特征、人口学＋声学特征，以及三种特征的组合，最佳的 AUC 值为 0.87。

表 7-8　不同分类方法下 LightGBM 的性能

特征	准确率	精确率	召回率	F₁ 值	AUC 值
CTRL 和 AD+MCI	0.72	**0.72**	0.93	**0.81**	0.75
AD 和 CTRL+MCI	**0.79**	0.5	**0.94**	0.33	0.82
AD 和 CTRL	0.68	0.67	0.80	0.64	**0.89**
MCI 和 CTRL	0.63	0.62	0.59	0.58	0.80
AD /MCI /CTRL 三分类	0.6	0.6	0.6	0.55	0.57

表 7-9　不同特征的 LightGBM 在 AD 和 CTRL 数据集中的性能

特征	准确率	精确率	召回率	F₁ 值	AUC 值
人口学	0.65	**1**	**0.93**	**0.52**	0.85
语音	**0.69**	0.64	0.60	0.4	0.81
文本	0.64	0.55	0.76	0.47	0.73
人口学＋语音	0.66	0.67	0.79	0.47	**0.87**
人口学＋语音＋文本	0.68	0.72	0.74	0.45	**0.87**

7.6　结论

　　MCI 和 AD 目前尚无较好的治疗方法，对语言标记物的准确检测具有重要价值。通过从受试者的自发言语中提取声学标记，从转录文本中提取语言学特征，相对简单、方便、准确地证明了 AD 和 MCI 早期检测的可能性。本研究提出的特征提取方法仍有很大的可改进空间。首先，提取的语言特征仅包含对话时长的四个统计特征，比较粗糙且没有特别准确。言语中存在着一些潜在的标记物，如停顿、重复等标志，这些标记物是识别 MCI 和 AD 的重要标志。因此，如果进一步探索语言学特征，可能会得到更好的实验结果。接下来，我们将进一步更全面、更准确地提取与认知相关的语言特征，而不仅仅从对话时间考虑，如对话的停顿信息、重复性特征等较明显的语言学特征。其次，除了我们在研究中使用的三个人口统计学因素外，其他因素，如代谢综合征、心理因素、社会交往、睡眠习惯、爱好和体育锻炼等，也可能从临床角度影响认知状态。最后，研究中的 323 个样本不足以代表整个群体，样本越多，机器学习分类的表现会更好，同时可以防止模型过拟合的现象。随着人工智能（AI）技术的发展，越来越多的研究者加入这一领域，目前深度学习在这一领域的准确率在近两年已经达到 90% 左右[184-187]，其性能优于传统的机器学习算法，自动特征提取算法，如 CNN（convolutional neural network），RNN（recurrent neural network），Transformer，Bert 等算法，可以捕捉到更微妙的语言学标记，特别是针对难以察觉的 MCI 患者。未来，我们希望在系统功能语言学的理论框架下，将自动特征提取方法与深度学习算法相结合，人工方法与临床语篇分析相结合，从而获得更好的分类性能。此外，可解释性也很有价值，深度学习虽然有更好的表现，但缺乏模型可解释性，而这对于临床医生而言非常重要，因此我们将继续探索一种可能符合临床医学需要的可解释性模型。语言是发现认知障碍的一个窗口，它可以揭示患者的心理活动与言语之间的关系，识别 AD 和 MCI 患者，并发现之前被忽视的微妙的语言模式。除了图片描述任务外，AI 系统还可以从个人电子邮件或社交媒体中的语音文本中诊断认知状况，因此人们产生的许多不同类型的文本都可以用来训练机器学习算法。与此同时，许多其他神经系统疾病，如帕金森病、抑郁症、卒中、失语症、脑外伤等也可能影响语言的使用方式，因此，只要能够有效收集患者的言语数据，许多疾病都有可能在刚刚发病的早期 AD 就被察觉到。本研究的语音和语言特征为今后该领域的研究提供了有益的参考。语音和语言学是一些神经系统疾病的重要潜在标记物，可以减少诊断时间和费用，提高医生的工作效率。本研究只是抛砖引玉，希望更多的研究者能够加入我们，用 AI 方法解决 MCI 和 AD 诊断的全球性问题。

第 8 章

基于特征净化网络的
阿尔茨海默病检测的改进

AD 是一种潜伏的、不可逆的神经退行性疾病，在每个阶段都很难发现。AD 会影响患者的日常生活能力和社会交际能力，甚至可能导致残疾[188-189]。先前的一项研究表明，除了情绪、注意力、记忆和动作外，AD 还对患者的语言功能产生严重的影响。语言是心理活动的表征，它能清楚地反映语言、认知和交际之间的关系。语言障碍是 AD 患者的常见表现，甚至可能先于定向和记忆障碍。波士顿诊断性失语检查（BDAE）的图片描述任务已经被证实对细微的认知缺陷很敏感，这表明可以从自发言语中获得有价值的临床信息来识别 AD。也就是说，语音文本可以有效地检测 AD，AD 识别问题可以看作是自然语言处理（NLP）中的文本分类问题。深度学习模型通过有效的模型架构自动提取深度语义特征，在分类方面表现较好。例如，RNN 可以捕获一个句子中的长期依赖关系，但它可能会忽略一些对分类至关重要的本地单词[190]。此外，CNN 可以获得局部和位置相关的特征[191]，但是对于一些有区别的或特殊的词，CNN 无法给予足够的权重。为了解决上述问题，引入了带有注意机制的 Transformer，它可以利用其特定的注意机制对不同的词赋予不同的权重，表现出比 CNN 和 RNN 更好的性能。尽管 Transformer 在通过强大的表征学习生成更有区别力特征方面已经取得了很大的进展，但其性能仍有提升的空间。然而，很少有研究对 Transformer 的表征学习进行改进。本研究提出了一种新的特征净化模型 GRL[83,209-212]，改进 Transformer 的表征学习，以生成更具鉴别性的特征向量，用于 AD 诊断。

原始的文本是对一幅画面的描述，对于一个认知正常的人来说应该是全面的、综合的。也就是说，应该包括有区别性的词语或句子，包括相关的词语和较少的模糊词语。例如，患者使用准确的描述性词汇，如 "mother" "wash dishes" "curtain" 等是认知状况较好的体现，而像"I do not known""Emm""pause"这样的词或句子反映了描述者认知的认知比较糟糕，这些对 AD 的识别有重要的作用。还有一些模棱两可、无关紧要甚至不相关的描述对认知的识别是没有帮助的，甚至可能会干扰最终的分类，如"isn't that enough?""It's great""there may be a little breeze"等。它们会产生次优表征，从而干扰深度学习的表征学习。为了解决这一问题，Transformer 提出了一种自注意机制给单词赋予权重。虽然 Transformer 使用的注意力机制可以通过对关联度不同的词给予较高或较低的权重缓解这种影响，但是由于注意力机制不准确或数据的特殊性，仍然无法很好地解决分类问题。为了解决以上问题，笔者的研究[212]从使用特征投影法净化表征学习得来灵感，提出了一种特征净化模型 GP-net 提高 Transformer 的表征学习能力，主要为了获得更有区别度的特征。它包括两个子网络，一个是 G-net 的共同表征学习网络，另一个是 P-net 的特征净化网络。G-net 使用 GRL[206-207] 提取共有的、对分类没有或几乎没有作用的公共特征。P-net 首先使用 Transformer 编码器提取句子的特征向量。然后，从这些特征向量中剔除公共特征，生成更纯净的特征向量。通过此操作，可以消除公共特征的影响，使系统更关注有区别力的特征，这个模型架构将在 METHOD 中有详细描述。

为了验证提出方法的有效性，笔者在三个公开的痴呆数据集上进行实验，得到了改进的性能，证明了净化后的特征在分类时具有更强的识别力。就笔者所知，迄今为止，还没有人通过提纯深度学习的表征学习从自发的语言描述中识别 AD。

这项工作的主要贡献包括：

（1）设计并实现了基于语言数据的 AD 筛选方法。

（2）提出了一种新的特征净化网络改进 Transformer 的表征学习，并在 Pitt 数据集上得到了 SOTA 结果。

（3）所提方法具有成本低、可靠、方便等优点，为 AD 的筛查提供了一个可行的解决方案，具有更好的性能。

8.1　相关研究

现有的通过自发言语诊断 AD 的研究主要有两种。第一种是人工提取特征，包括声学特征[199-201]、语言特征[202-205] 或它们的组合特征。但是，这种方法比较主观，需要较多的专业知识。人工提取的特性通常与特定的任务场景相关联。一旦场景发生变化，这些人为设计的特性和预设无法适应新的场景，需要重新设计，所以模型的通用性较低。第二种是深度学习，通过深度学习可以自动提取深度语义特征。深度学习方法通常比第一种方法表现得更好，因为它具有较强的表征学习能力。此外，深度学习提高了分类器的泛化能力，可以进一步在不同的临床环境中使用。深度神经网络可以进行表征学习，利用多阶非线性处理单元的级联数据提取深度语义特征，而不需要人工建立特征工程。

基于深度学习的 AD 检测已有一些研究使用深度学习方法从口语中检测 AD[213-215]，如 RNN、长短时记忆网络（LSTM）（如 ELMo46）和 CNN。循环卷积神经网络（RCNN）[101] 使用 Bi-LSTM 获取上下文信息，然后将 Bi-LSTM 的隐藏输出与单词嵌入连接起来进行分类。Deep Pyramid Convolutional Neural Network（DPCNN）[102] 是一个类似于 CNN 的 15 层神经网络，它增加了 CNN 的网络深度，但并没有增加计算成本。注意力机制在许多自然语言处理任务中使用，如文本分类任务[232-236]。Transformer 架构（如 Bert）采用注意力机制提取深层语义特征。百度公司于 2019 年提出的基于知识集成的增强表示模型 ERNIE[103]，在 Bert 模型的基础上进一步优化，在中文语料库中通常比 CNN、RNN 和 LSTM 表现更好。公共 DementiaBank 数据集或 ADReSS 挑战[216] 数据集通常用于识别 AD 患者，例如，Orimaye 等提出了深度语言模型和深度神经网络结合预测 MCI 和 AD，并对公共数据集 DementiaBank 中的 37 名健康老年人和 37 名 MCI 患者进行研究。他们的研究只将原始转录文本输入到模型中，而没有使用人工设计的特征。结合深度神经网络（DNN）的 N 元词嵌入方法获得最佳的 AUC 为 0.83。由于本研究不同于笔者的数据集和分类，所以无法与我们的方法进行比较。此外，Karlekar 等使用了四种类型的访谈识别 AD 患者：故事回忆、句子结构、Cookie-Theft 图片描述以及词汇流畅性实验。应用的数据集包括 243 个正常对照组和 1017 个 AD 的转录文本。采用 LSTM-RNN、CNN 和 CNN-LSTM 三种模型进行比较，准确率高达 91.1%；然而，结果有些可疑。这些方法使用深度学习算法或其线性组合来识别 MCI 和 AD 患者。然而，这些与笔者的方法是非常不同的，因为这些现有的研究都没有使用特征净化方法改进深度学习的表征学习。笔者的研究与之前的一些研究是一致的。Ganin 等[206] 首次引入 GRL 提取领域适应（DA）中情感敏感和领域共享的共同特征。GRL 在表征学习过程中嵌入了 DA，使得最终的分类结果对 AD 有更强的识别力。虽然我们使用 GRL 来提取公共特征，但在 DA 领域并没有使用它，Ganin 等也没有使用它进行特征净化。Belinkov 等[209] 使用对抗学习模型在 SNLI 数据集上处理表征学习。Zhang 等[211] 结合 aspect attention 和 GRL 研究了跨领域的文本分类问题，从 aspect 中提取跨领域的公共特征进行文本分类。使用生成对抗网络（generative adversarial networks, GAN）[218] 的思想，以确保公共特征空间不与私有特征混合，仅包含纯粹的独立于任务的公共特征表示。在这些研究中，全部使用

GRL 提取两个领域不可分割的共同特征，并根据对抗性训练在共享空间中生成域共享特征；然而，笔者的研究是不同的，因为这些现有的方法并没有改善模型的表征学习。Qin 等 [212] 提出了一种特征投影方法，从新的角度进一步改进了深度学习的表征学习。该方法将现有特征投影到公共特征所在的正交空间中，由此产生的投影垂直于公共特征所在的空间，从而对文本分类具有更强的分辨力。与 Qin 等只删除一部分共同特征的研究不同，笔者的研究排除了所有共同特征的影响，获得了更好的分类性能。此外，我们在 Pitt 数据集上采用 Qin 等 [212] 的研究方法进行实验，其性能并不比笔者的方法好。

8.2 数据采集与预处理

数据集用英语和汉语三个数据集进行实验。

（1）Pitt 数据集：这是来自 DementiaBank 的 Pitt 语料库，来自匹兹堡大学医学院的一项研究，纵向收集数据。关于数据集更详细的描述可以在之前的研究中找到。删除了一些不合格的数据集，如标签未知、记忆障碍和其他痴呆诊断（如血管性痴呆），经过数据预处理，纳入了 498 名参与者，其中包括 242 名对照和 256 名可能的 AD 患者，这两个类别的数据是平衡的。

（2）ADReSS 数据集：包括 2020 年 ADReSS 挑战赛 78 名痴呆患者和 78 名正常人。利用基于信号能量值的语音活动检测方法对他们的语音进行分割。所有数据集都经过去除噪声的预处理。

（3）iFLY 数据集：中文数据集 CTRL 组 111 名、AD 组 68 名，CTRL 组女性 60 名、男性 51 名、AD 组女性 38 名、男性 30 名。更多细节可以在网站（http://challenge. xfyun.cn/2019/gamedetail? blockId=978）上找到。

8.3 特征净化网络模型 GP–Net

在本研究中，我们提出了一个新的特征净化网络模型 GP-Net 识别 AD 和正常人，这实际是自然语言处理的一个二分类问题。本节提出了一种利用转录文本识别 AD 的 GP-Net 体系结构，其网络结构如图 8-1 所示。整个网络包括两个部分：G-Net 和 P-Net。G-Net 的目标是在训练过程中通过反转梯度方向提取共同特征，这些共同特征为所有类所共有，对分类没有影响甚至会扰乱分类的结果。P-Net 的目的是进一步净化特征，删除 G-Net 提取的共同特征以消除其对分类的影响。G-Net 包括四个部分：输入层 X、

特征提取器 F_c、梯度反转层 GRL 和分类层 C_c。P-Net 也包括四个部分：输入层 X、特征提取器 F_p（F_c 和 F_p 没有共享的特征参数）、特征净化层和分类层 C_p。提出的网络模型的主要思想是：通过特征提取器 F_p 提取特征向量，删除 G-Net 中共同特征，得到更具区分力的净化特征进行最终的分类。

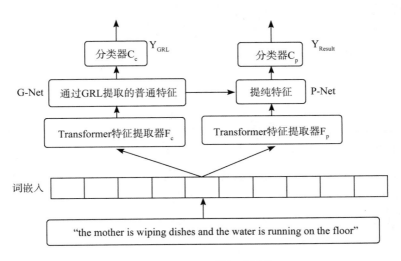

图 8-1　GP-Net 的组成结构

8.3.1　词嵌入

Transformer 是一种最先进的大规模预训练模型，其编码器是一种常用的字嵌入方法，旨在解决 Seq2Seq 的编码任务。该模型可以通过多头自注意力机制捕捉远距离的依赖关系，全面学习输入文本的全局语义信息。由于 Transformer 具有自注意力和位置编码等机制，因此具有良好的特征提取和语义抽象能力。和大多数 Seq2Seq 模型一样，Transformer 模型也使用了 Encoder-Decoder 结构。Transformer 编码器是一个单头包含三个 Block 的特征提取器。

GP-Net 包括 G-Net 和 P-Net 两个子网络。它们都有相同的输入文本 x_i。两个子网结构相同，但参数不共享。G-Net 和 P-Net 的特征提取器分别是 F_c 和 F_p。分别经过 Transformer 层后的特征提取器 F_c 和 F_p 得到高级特征 f_c 和 f_p，公式为：

$$f_c = Transformer_c(X) \tag{8-1}$$

$$f_p = Transformer_p(X) \tag{8-2}$$

8.3.2　G-Net 模块提取共同特征

G-Net 模块的主要目标是提取数据集之间的共同特征。由于共同特征是所有类共有的特征，分类器不能利用这些特征区分不同的类。为了得到共同特征，在特征提取器 F_c 和分类器之间添加 GRL，以反转梯度的方向。通过训练模块，获得不同类之间共有的特征。G_λ 可以被认为是描述正向和反向传播行为的两个不相容方程：

$$G_\lambda(x) = x \tag{8-3}$$

$$\frac{\partial G_\lambda}{\partial x} = -\lambda I \tag{8-4}$$

其中 λ 是一个超参数。我们通过 GRL 处理特征向量 f_c 得到 $f_c{}'$，如 $G_\lambda(f_c) = f_c{}'$。为了使 $f_c{}'$ 更接近真实的公共特征，GRL 在正向传播过程中作为恒等变换，然后在反向传播过程中在下一层提取梯度并改变其值（乘以 $-\lambda$），然后将其传递给下一层。这样可以保证分类器的特征分布尽可能的相似和不可区分，从而得到类之间共享的共同特征。最后，将 $f_c{}'$ 喂给分类器 C_c。

$$Y_{GRL} = soft\max(W_c \times f_c{}' + b_c) \tag{8-5}$$

$$Loss_c = CrossEntropy(Y_{True}, Y_{GRL}) \tag{8-6}$$

其中 W_c、b_c 为分类器 C_c 的权重和偏差。通过优化 $Loss_c$，特征提取器 F_c 可以提取不同类的共同特征。

8.3.3　利用 P-Net 模型计算净化特征

P-Net 模型的主要目的是从输入实例中提取语义信息，并对特征进行分类。在本章中，我们将介绍 2D 空间中的数学原理。笔者的方法是删除 Transformer 提取器 F_c 提取的公共特征，这样既保留了有区别性特征，又去掉了公共特征，这些公共特征对分类任务没有帮助，甚至可能造成混淆。数学上，提纯向量 f_w 的公式如公式（8-7）所示：

$$f_w = f_p - f_c \tag{8-7}$$

其中 f_p 为公式（8-6）后得到的传统特征，f_c 为公共特征，f_w 为最终提纯后的特征向量。

由于 f_c 是 G-Net 提取的干扰分类结果的共同特征，为了消除共同特征的影响，删除了特征提取器 F_c 所提取的 f_c。最后，将净化特征向量 f_w 提供给分类器 C_p。

$$Y_{Result} = soft\max(W_p \times f_w + b_p) \tag{8-8}$$

$$Loss_p = CrossEntropy(Y_{True}, Y_{Result}) \tag{8-9}$$

其中 W_p、b_p 为分类器 C_p 的权重和偏差。通过优化 $Loss_p$，特征提取器 F_p 可以得到净化后的特征向量，$Loss_c$ 和 $Loss_p$ 同时训练，但使用的优化器不同。$Loss_c$ 使用 MomentSGD 作为优化器，参考 Ganin 和 Lempitsky[206] 使用 MomentSGD 作为分类器的优化器，而 $Loss_p$ 使用 Adam 优化器。虽然对优化目标而言，这两个损失是相反的，但是我们可以找到一个平衡，使提取的特征 f_w 更接近真实的共同特征。整个训练过程的算法描述如下所示：

算法 1：GP-Net

（1）输入：

假设数据集是 $D = \{(x_i, y_i)\}_{i=1}^{N}$，$x_i$ 深度学习的词嵌入向量，$x_i \in R^{Lk}$，y_i 是相应的类别；随机初始化 GP-Net 的参数

（2）For 每一次迭代 b=1, 2, …, N, do

（3）从 D 中提取一个 batch xb

（4）G-Net 部分

（5）产生共同特征（CFs）（公式 8-2）

（6）CFs 通过 GRL，得到更接近于公共特征的特征向量（公式 8-3）

（7）分类（公式 8-5）

（8）P-Net 部分

（9）产生传统特征向量（TFs）（公式 8-1）

（10）得到提纯的特征（公式 8-7）

（11）分类（公式 8-8）

（12）更新参数

（13）P-Net 和 G-Net 的参数更新（公式 8-6 和公式 8-9）

（14）End for

8.3.4　实验参数及结果

在 GP-Net 模块的训练阶段，随机梯度设置为 0.9 作为动量，退火学习率的值可由下式计算：

$$l_p = \frac{l_0}{(1 + \alpha \times p)^{\beta}} \tag{8-10}$$

式中 $l_0 = 0.01$，$\alpha = 10$，$\beta = 0.75$，p 为从 0 到 1 线性变化的训练进度。在公式（8-4）中，λ 的参数设置为 [0.05,0.1,0.2,0.4,0.8,1.0]。

由于数据集在两个类别是平衡的，因此在本研究中，将准确率作为最终的度量标准，训练集和测试集的数据随机分为 10∶1，为进一步分析，实验重复测试 10 次，最后通过平均 10 次迭代的准确率作为最终结果。表 8-1 是在 DementiaBank 数据集上 AD 与 CTRL 的分类表现，其中包括一些手工特征提取方法和深度学习方法，本节提出的方法和这些研究相比，取得了最优的性能。

表 8-1　不同研究在 DementiaBank 数据集的表现

方法	嵌入	分类	精确率	召回率	准确率	F_1 值
Sweta Karlekar[203]	POS	CNN-RNN	–	–	91.1	–
Fritsch[228]	n-gram	NNLM+LSTM	–	–	85.6	–
Orimaye[217]	n-grams	D2NN	–	–	88.9	–
Fraser[219]	35Hand-Crafted Feature	LR	–	–	81.92	–
Yancheva[221]	12Cluster-Based Features+LS&A	Random Forest	80.00	80.00	80.00	80.00
Sirts[222]	Cluster+PID+SID Features	LR	74.4 ± 1.5	72.5 ± 1.2	–	72.7 ± 1.2
Hernandez[223]	105Hand-Crafted Features	SVM	81.00	81.00	79.00	81.00
Roshanzamir[224]	Bert B_{ase} (Sentence Level)	LR	90.31 ± 7.36	76.52 ± 8.06	84.46 ± 6.31	82.72 ± 7.21
Roshanzamir[224]	Bert L_{arge}	LR	90.57 ± 3.18	84.34 ± 7.58	88.08 ± 4.48	87.84 ± 5.20
Pan[224]	GloVe Word Embedding Sequence	BiLSTM|GRU Hierarchical Attention	84.02	84.97	–	84.43
Li[225]	185Hand-Craft Features	LR	–	–	77	–
Fraser[226]	Info and LM Features	SVM	–	–	75	77
Transformer+ FP[212]	Transformer+ Feature projection	Transformer	88	91	90.3	90.6
Transformer+GP	Transformer+Feature purification	Transformer	94	89	93.5	91.19

表 8-1 显示了在 Pitt DementiaBank 数据集上 AD 和 CTRL 的分类得分，包括手工特征提取方法和深度学习方法。据我们所知，应用于 Pitt 语料库的 SOTA 方法是 Roshanzamir 等 [99] 在 2021 年的一项研究中开发的，本研究中的方法比 SOTA 性能更

好。另外，Transformer+FP[212] 是用于文本分类的方法，笔者在 Pitt 数据集上使用该方法进行了实验。结果表明，在相同的数据集下，笔者的方法的性能优于此方法。为了进一步比较近年来比较流行的预训练模型，包括 Bert、ERNIE、RCNN 和 DPCNN，笔者将组合模型包括 BertRCNN、BertDPCNN、BertLogistic 和 ERNIEDPCNN，即 Bert + CNN、Bert + RCNN、Bert + DPCNN、Bert + Logistic 回归和 ERNIE + DPCNN。前者是特征提取器，后者是分类器。评价指标列于表 8-2。

表 8-2　Pitt 数据集上预测待模型结果

方法	嵌入	分类	精确率	召回率	准确率	F_1 值
BertCNN	Bert	CNN	58.85	56.25	56.25	52.79
BertRCNN	Bert	RCNN	-	50.00	50.00	33.33
BertDPCNN	Bert	DPCNN	41.11	47.92	47.92	35.59
ERNIEDPCNN	ERNIE	DPCNN	-	50.0	50.00	33.33
BertLogistic	Bert	Logistic Regression	88	85	86.20	85.60
Transformer+GP	Transformer	Transformer	94.0	89.0	93.50	91.19

从表 8-2 可以看出，前四种模型的性能较差，准确率仅为 50% 左右，而 BertLogistic 模型的准确率更高，为 86.20%，与之前训练的模型相比，笔者的方法获得了最好的结果。

8.4　讨论

为什么净化后模型的性能更好？虽然众所周知，Transformer 的远程推理能力优于 RNN 和 CNN，但由于深度学习仍然是一个"黑盒"，因此 Transformer 提取的深度语义特征向量并不容易理解。本研究的共同特征是在语义空间中分类时无法区分的向量。可能会有不重要的、没有意义的、不相关的单词或句子干扰最终的分类。笔者最初的数据集是对话描述。它应该包括重要的人物、场景和正在发生的事件。另一项研究指出，图像的种子词应该包括以下 23 个词：男孩、女孩、女人、饼干、凳子、水槽、溢出、坠落、窗户、窗帘、盘子、布、罐子、水、碗柜、盘子、厨房、花园、拿、洗、勾到、注意力、看到。包含这些词的句子对分类很有帮助。其他不相关的单词或句子，比如"你能告诉我吗"和"看！""外面没有人"是没有用的，不能用来区分认知状况。这些我们认为可能具有共同特征的陈述对 AD 识别是没有帮助的，甚至可能会干扰最终的分类。当我们排除干扰分类的词语或句子（即共同特征）时，分类结果就会得到相应的改善。该领域中人工提取的特征通常包括词性、流畅性、语义特征和词汇丰富度。有一种观点认为，深度学习自动提取的特征可能与人们手工提取的特征类似，删除这些无用词语进行分类可以提高分类性能。

在 Transformer 模型中，每层自我注意复杂度为 $O(n^2 \times d)$，其中 d 为表示维数，n 为序列长度。我们的模型包括两个部分，一个是 Transformer 编码器，另一个是特性净化层，当进行反向传播时，它只是与 $(-\lambda)$ 相乘。两者可以并行运行，复杂度相同，因此我们的模型的计算复杂度与自注意的计算复杂度相同。

8.5　结论

目前许多医疗问题都是用人工智能的方法解决的，这种方法成本低、便捷。通常有两种方法用于疾病识别：一种是人工提取特征，另一种是利用深度学习自动提取特征。基于机器学习的人工提取的特征泛化能力不强，需要专门的知识和大量的标注来提取特征。由于人工注释的高成本，对于大多数临床任务获取大量注释的数据集是不可行的。而深度学习不需要标注，可以自动完成整个过程。本研究将基于 Transformer 的模型与特征净化网络相结合，在很大程度上提高了分类性能。我们对 Transformer 模型进行预训练，然后在新的数据集上对模型进行微调，以将学到的知识转移到文本分类任务中。笔者的方法与以前的 AD 识别研究明显不同，因为以前的研究都没有改进这一领域的深度学习的表征学习。GRL 提取的共同特征可能是不同类别共有的词，也可能是在分类中作用不大的不重要的词，因此将它们从传统的表示向量中剔除可以提高模型的性能。此外，我们还可以在移动设备上进一步开发微信程序或 APP，让老年人在家就可以测试自己的认知状况。因此，需要将大量患者数据集转移到中心云服务器进行数据分析，其安全性至关重要。区块链技术是一个更好的选择，可以确保医疗数据的安全性[227-228]。虽然 Transformer 模型仍然是目前应用最广泛的深度学习算法，但其在自注意方面的时间复杂度较高，阻碍了模型的发展，因此，提高模型效率具有重要意义。Transformer 作为本研究中使用的特征提取器，也可以被 Bert、RNN、CNN 模型等其他深度学习算法所替代，我们将在以后的研究中继续进行。我们相信，特征净化方法可以预测与语言和认知障碍相关的其他疾病，如帕金森病、失语症和孤独症谱系障碍。失语症作为一种与语言功能相关的脑组织疾病，效果可能更为明显。该方法将为 AD 患者的检测提供一种可行的解决方案。就我们所知，深度学习的特征净化方法是未来很有前途的探索方向。

第 9 章

基于上下文注意力特征的
阿尔茨海默病隐式情感分析

通过图片描述任务识别 AD 患者是医学上比较流行的做法，这样的语言描述没有情感词，因此很难从语言上识别 AD 患者，即这样的语言表达是具有隐式情感，我们将其定义为有监督的模糊隐式情感分类问题。最近基于神经网络的方法并没有关注到 AD 转录文本中隐含的情感。本研究提出了一种两层注意力机制的模型，用于检测单词和句子中的深层语义信息，使其在构建文档表示时能够区分关注更重要的单词和句子。具体来说，文档向量是通过逐步将重要的单词聚集到句子中，将重要的句子聚集到文档中来构建的。实验结果表明，该方法在公共的 Pitt 语料库上达到了 91.6% 的最佳准确率，验证该方法在学习隐式情感表征方面的有效性。本研究提出的模型能够利用注意力机制对重要的词汇和句子进行定性选择，该方法也为基于隐式情感的转录文本的 AD 诊断提供了很好的启发。

9.1 背景

AD 是一种不可逆的大脑神经退行性疾病，目前尚无最佳治疗方法，因此早期的诊断和干预至关重要[229]。研究[230]表明，这种疾病的典型症状是语言能力下降。因此，基于语言的早期诊断逐渐成为研究热点。随着人工智能（AI）、自然语言处理（NLP）和机器学习技术的发展，通过这些新技术诊断 AD 成为可能，基于语言的 AI 技术可能被用作认知障碍患者的初步诊断，这实际上是 NLP 领域的一个文本分类问题。根据前人的研究[231-232]，情感识别（文本分类）可分为三个层次：Aspect 层次、Sentence 层次和 Document 层次[232,234]，如图 9-1 所示。同时，文档层面的文本也可分为显式情感和隐式情感。显式情感的意义在于，它有明显的情感词表达情感极性，分类模型可以提取这些关键的情感词，并为其提供较大的权重来正确执行分类任务。与显式表达不同，隐式情感分析表明句子中没有明显的情感词，但在上下文 [235] 中仍然可以传达出明确的情感极性，模型无法正确提取这些重要的情感词用于文本分类，这可能导致分类效果较差。

表 9-1　显式情感和隐式情感评论

显式情感表达	多么可爱的女孩啊！
	这是一个晴朗的天气，我喜欢它。
	不得不说，这家宾馆的服务太差了。
隐式情感表达	被"疯狗"咬了，我们不可能去咬这只"疯狗"。
	你们公司一年的销售额也赶不上我们一个月的销售额。
	服务员把水倒在我身上，扬长而去。

表 9-1 列出了显式情感和隐式情感的例子。在显式表达中，"可爱""喜欢""太差"等词具有明显的情感倾向，分类模型可以捕捉到这些明显的情感词而做出正确的分类结果。隐式情绪可能表达不容易被发现的情绪，如讽刺、愤怒和沮丧。根据研究 [234]，大约 30% 的评论包含隐式情感的分类问题。例如，"被'疯狗'咬了，我们不可能去咬这只'疯狗'"，这句话显然表达了一种讽刺和消极的意味。"你们公司一年的销售额也赶不上我们一个月的销售额"也是消极表达，表示销售业绩不佳。"服务员把水倒在我身上，扬长而去"，表达的意思是服务很差，虽然没有情感词，但可以很明显地理解为负面。这些句子必须提取深层语义信息才能正确分类。然而，本研究中的转录文本明显不同于以上显性和隐性的情感表达，因为它没有任何情感词汇或倾向。下面是我们的转录文本的一个例子。

The scene is in the in the kitchen. The mother is wiping dishes and the water is running on the floor, a child is trying to get a boy is trying to get cookies outta out a jar and he's about to tip over on a stool. The little girl is reacting to his falling, it seems to be summer out, the window is open.

上面的文字是我们数据集的一个例子，它没有情感词汇，只是图片描述内容，这是著名的波士顿诊断失语症检测 [42] 用于 AD 诊断的实例。显然，我们的文本是隐式的表达，无法在语境中传达出明确的情感极性。而且，人类甚至不能从文本中判断情感的极性。因此，具有这种特征的文本我们定义其为"模糊情感"。与之相反，"明显情感"指的是文本是一种隐性的表达，但是人类可以判断文本的情感极性。模糊情感文档包括无监督、有监督和半监督方法。在本研究中，对用于 AD 诊断的转录文本记录进行了文档级的有监督的模糊的隐式情感分类，我们定义的情感分类如图 9-1

所示。

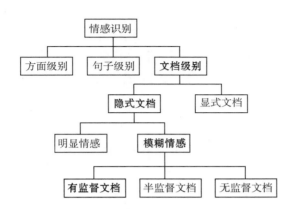

图 9-1　情绪识别的分类（加粗代表本研究文本的特征）

对于本研究中具有文档级别的隐式、有监督、基于模糊情感的转录文本分类，文本显然缺乏情感词和上下文依赖特征。与显式文本分类任务相比，隐式文本缺乏明显的情感词和情感极性，难以执行分类任务，深度学习模型无法提取转录文本中的有效情感词的特征，而提取模糊的、隐式文档的特征对于 AD 诊断至关重要。本研究针对隐性情感表达对语境内容的依赖，设计了一种结合词和句子层次的注意力机制的分类模型。并不是文本中所有的单词和句子都与最终的分类具有同等的相关性，以往的深度学习模型很少关注具有不同重要性的隐式情感的单词和句子。具体来说，本研究采用双向门控循环单元（GRU）从文本中获取向量，然后采用基于词和句子层次的注意力机制提取深层语义特征以更好地表征文本。实验结果表明，本研究在公共 Pitt 数据集上进行五折交叉验证的准确率为 91.6%，这一结果与其他研究相比具有竞争力。

相关的许多研究都提到隐式情感文本分类的方法。例如，研究 [236-237] 提出了隐性极性的概念，并提供一个具有隐性情感的语料库。研究 [238] 提出 +/– EffectWordNet 词汇识别隐式情感，假设情绪分析与对实体有积极或消极影响。Deng 和 Wiebe[239] 通过推断明确的表达和所谓的好 / 坏事件检测隐含的情绪。记忆网络 [240-242]、图神经网络 [243-245]、预训练的知识 [246-248] 都用于捕获文本中与方面级别（aspect）相关的信息。同时，也有研究利用 Bahdanau[249] 在机器翻译中首次提出的注意力机制提取隐含的情感。这种方法通常具有更好的性能，因为它可以彰显文本中不同部分的重要性。例如，研究 [250] 使用依赖树中的语法信息增强的注意力模型，该研究使用不同的注意力机制识别方面 (aspect) 的相关语境。在研究 [250] 中，提出了两种提高注意力的方法。首先，他们提出了一种将句法内容纳入注意力机制的模型。其次，提出了一种目标表示方法，可以更好地捕捉目标的语义结构。在研究 [251] 中，依赖图通过双向 Transformer 结构增强了特征表达，以支持基于图的表征学习。研究[252]提出一个交互式注意力网络学习上下文和目标之间的关系，这主要基于上下文和目标情感需要区别对待的原理。研究[253]提出了一种基于注意力的长短期记忆网络（LSTM）用于方面级别的文本分类，并在 SemEval 2014 数据集上获得最佳性能。但这些研究都是明显情感表达的隐式文本分类。据我们所知，除了 AD 智能诊断领域，目前还没有关于模糊的隐式情感分类的研究。

9.2 基于声学及其转录文本的 AD 智能诊断

从文本中识别 AD 和 MCI 的方法主要有三种。第一种方法是传统的机器学习与人工特征提取方法相结合，这需要专业知识才能提取有效的特征，这种模型的可解释性比较好，但是性能表现一般。第二种方法是使用深度学习模型识别 AD 和 MCI 患者，其性能通常优于第一种方法。然而，由于深度学习模型的"黑盒"性质，很难理解自动提取的特征含义，所以模型的可解释性较差。第三种是将两种方法结合起来，可能会进一步提高深度学习的性能。它突出了被试语言描述任务中重要的语言或语音特征，这对 AD 的临床诊断具有重要的指导意义。

第一种方法是常规方法，人工提取的语音和语言特征是关键因素。例如，研究[254]是第一个专门使用语音数据集进行分析而没有转录文本的研究，它提取了低水平的声学特征，如语音速率、发声事件和话语数量，然后使用贝叶斯分类器对从录音中提取的低语音数据集进行训练，识别 AD 和老年人对照组的准确率达到68%。Fraser 等[255]在 Pitt 数据集上提取了 42 个 Mel-frequency 倒谱系数（MFCC）特征[256]，这是第一次进行声学韵律分析的研究。Roark 等人[257]的另一项研究采用自动语音识别（ASR）和自然语言处理（NLP）对 MCI 患者和健康参与者进行分类，提取的特征包括暂停频率和持续时间。最后，结合语言特征、自动语音和认知测试得分，SVM 分类器获得 0.861 的最佳 AUC 值。Jarrold 等人[258]提取 41 个特征，包括停顿持续时间、语速、辅音和元音的均值和标准差。数据集包括 9 名 AD 患者，13 名语义性痴呆，9 名健康对照组，9 名额颞叶痴呆和 8 名进行性非流利失语症。T'oth 等[259]发现，人工注释器无法可靠地检测到暂停信息，而使用 ASR 系统可以提高效率。他们分析了 48 名 MCI 和 38 名健康对照组的语音，提取了话语长度、犹豫率、填充停顿、语音节奏等声学特征，最终 ASR 提取的特征结合随机森林分类器表现得最好（准确率为 75%）。Antonsson 等[260]定量测量语义能力，并使用支持向量机（SVM）类器对 AD 进行识别，最终得到的最佳曲线下面积（AUC）为 0.93。Clarke 等[261]测量了 286 个语言学特征训练 SVM 分类器，MCI 和健康组的最终准确率为 50% ~ 78%，AD 和 HC 的最终准确率为 59% ~ 90%，AD+MCI 和健康组的最终准确率为 62% ~ 78%。同时，研究发现语音任务对 AD 检测准确性的影响超出了样本的长度。Haulcy 和 Glass[262] 研究了 x 向量和 i 向量方法 [263] 的使用，它们可以处理 AD 检测的语言特征和最初用于说话人识别的语音特征，在随机森林和 SVM 的 AD 检测中获得了 85.4% 的准确率。Nasreen 等 [264] 使用卡罗莱纳对话集合分类模型 [265]，研究了 AD 检测中的会话特征，如停顿、不流畅、重叠等元素，最终通过自发语音（ADRess）数据集实现的阿尔茨海默病识别的最佳准确率为 90%。Shah 等 [266] 结合正则化逻辑回归分类器开发了声学和语言特征，在 DementiaBank 数据集上得到 85.4% 的准确率。

第二种方法用于 AD 识别的深度学习模型包括卷积神经网络（CNN）、循环神经网络（RNN）、LSTM、Transformer 和 Bert 等。例如，在研究 [267] 中，通过 LSTM 创建神经网络语言模型，并对 n-gram 语言模型进行增强，最终获得了 85.6% 的准确率。在研究 [268] 中则提出了一种基于由 GRU 和 CNN 模型组成的注意力机制的网络，最终在区分 AD 和 NC 方面获得 97% 的最佳准确率。Balagopalan 等 [269] 使用预先训练好的 BERT 模型对 ADReSS 数据集进行识别，准确率达到 83.33%，优于人工声学特征和语言学特征识别的性能。Guo 等 [270] 在不同大小的 DementiaBank 和 ADReSS 数据集上训练 BERT 模型，结果表明，较多的数据集相对于较小的数据集可以获得更好的性能。Meghanani 等 [271] 比较了两种 AD 识别方法，一种方法使用 FastText 模型，另一种方法使用 CNN 模型。FastText 模型的分类准确率优于 CNN 模型，达到了 83.3%。

第三种方法可以结合前两种方法的优点，人工提取的声学特征或语言学特征结合深度学习模型可以进一步提高模型的性能。例如，在 2020 年世界顶级语音研究会议 [272] 上的 InterSpeech 挑战赛冠军，将百度 ERNIE 模型和三种不同大小的暂停信息 (采用宾夕法尼亚大学语音学实验室的强制对齐技术) 结合起来，最终获得 89.6% 的最佳准确率。从本研究中我们可以得出结论，暂停信息是 AD 识别的一个重要且显著的特征。Mahajan 和 Baths[273] 分别在 ADReSS 数据集（78 AD vs 78 HC）和 DementiaBank 数据集上采用结合声学和语言特征的深度学习模型，其中结合语言特征的模型性能优于声学特征的模型，准确率分别为 88% 和 73%。在我们看来，这种方法是未来最有希望的研究方向之一。

9.3 注意力网络

9.3.1 基于 GRU 的网络架构

GRU 是 LSTM[274] 的一种变体结构，可以有效地解决递归神经网络中的梯度消失或梯度爆炸问题，从而保留了 LSTM 的远程记忆能力，并简化了 LSTM 的结构。GRU 可以捕捉词在句子中的依赖关系，因此，它被广泛应用于文本分类、机器翻译等任务。GRU 主要包括两类门：更新门和重置门。更新门代替了 LSTM 中的遗忘门和输入门，重置门存储了容易被遗忘的信息。

注意力机制[275] 可以从文本中选择最有价值的信息。在自动语言处理领域，如机器翻译和文本分类中，它不仅可以提高模型的性能，还可以将文本内部有价值的信息可视化。在文本分类任务中，注意力机制突出了单词和句子在最终分类中的重要性。整个模型结构包括四个部分：词编码器、词注意力、句子编码器和句子注意力。模型结构如图 9-2 所示。

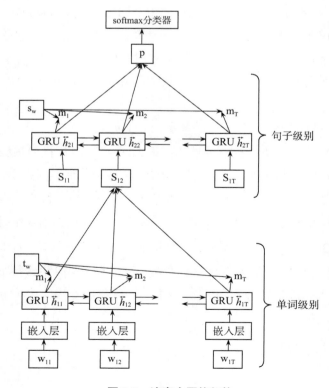

图 9-2 注意力网络架构

9.3.2　Word 编码器

我们通过嵌入矩阵 *We* 将单词嵌入向量中，通过对单词两个方向的信息进行汇总获得注释，因此，它可以包含上下文内容。双向 GRU 可以从两个方向获得整句话的信息表示。假设文档 S_i 中有 L 个句子，如 [s_1, s_2, … s_L]，模型的输入是转录文本中所有 i∈[1, L] 的句子 S_i 中的单词。每句话包含 T_i 个词语，w_{it} 是第 i 个句子中第 t 个词语。通过嵌入矩阵 *We*［Eq.（1）］将单词映射为向量 x_{it}。隐式矢量命中通过计算双向 *GRU*［Eq.（2）］得到。全文信息可以通过双向计算得到。

$$x_{it} = Wew_{it}, t \in [1, T] \tag{9-1}$$

$$\vec{h}_{it} = \overrightarrow{GRU}(x_{it}),\ t \in [1, T] \tag{9-2}$$

$$\vec{h}_{it} = \overleftarrow{GRU}(x_{it}),\ t \in [1, T] \tag{9-3}$$

$h_{it} = [\vec{h}_{it}, \overleftarrow{h}_{it}]$是最后一个词向量，它总结了以 w_{it} 为中心的整个句子的信息。在转录文本中，输入是 s_i 中的所有句子 i∈[1, L]，如 [s_1, s_2, …, s_L]。

9.3.3　词注意力

在一句话中，并不是所有的词都对最终的分类产生同样的影响。因此，我们引入了一种注意力机制提取对句子有重要意义的词语，并将它们整合到句子向量的表征中。

$$s_{it} = \tanh(W_w h_{it} + b_w) \tag{9-4}$$

$$m_{it} = soft\max(s_{it}^T t_w) \tag{9-5}$$

$$p_i = \sum_t m_{it} h_{it} \tag{9-6}$$

其中 t_w 是句子向量的高级表示，可以迭代学习，它是随机初始化的，在训练过程中可以迭代学习。隐藏层向量进一步用多层感知器表示，即将 s_{it} 表示为 h_{it} 的隐层表示。通过计算 s_{it} 与上下文词向量 t_w 的相似度来衡量词的重要性，然后通过 Softmax 函数进行标准化，得到归一化的权重矩阵 m_{it}，即计算词向量 s_{it} 的重要性，并通过 Softmax 函数得到一个重要权重 m_{it}。最后，我们计算句子的向量表示 p_i 作为单词的加权和。

9.3.4　句子编码器

同样，我们使用双向 GRU 对句子向量 s_i 进行编码。

$$\vec{h}_i = \overrightarrow{GRU}(s_i),\ i \in [1, L] \tag{9-7}$$

$$\bar{h}_i = \overleftarrow{GRU}(s_i),\ i \in [L,1] \tag{9-8}$$

h_i 着重于 s_i 句，并总结了 i 周围的句子。

9.3.5　句子注意力

为了突出重要句子对文档表征的贡献，可以使用注意力机制和句子上下文级别的向量 s_w 测量句子的重要性。

$$s_i = \tanh(W_w h_i + b_w) \tag{9-9}$$

$$m_i = soft\max(s_i^T s_w) \tag{9-10}$$

$$p = \sum_t m_i h_i \tag{9-11}$$

其中 p 是一个文档向量，它汇总文档中句子的重要信息。句子注意力过程被随机初始化，整个训练过程共同学习以得到最终的概率表示。

9.3.6　文档分类

文档向量 p 是文档的高级表示，可以用作文本分类的特征表示。

$$t = soft\max(wp + b) \tag{9-12}$$

本研究采用负 log 损失函数。

$$Loss = -\sum_d \log t_{dj} \tag{9-13}$$

其中 j 为文档 d 的标签。最后的模型输出经过 softmax 函数后的二进制分类结果。

9.4　实验

9.4.1　Pitt 语料库

我们在 DementiaBank[219]（https://sla.talkbank.org/TBB/dementia /English/Pitt）的公共语料库 Pitt 上进行实验，该语料库是每年纵向收集的。数据集由 AD 患者和认知正常受试者（NC）的自发图像描述任务的语音和对应的转录文本组成，要求他们描述波士顿诊断失语症检查的 Cookie 盗窃图片，参与者均为英语使用者。这些录音记录是匹兹堡大学医学院阿尔茨海默病和相关痴呆症研究的一部分。每个音频文件都有一个相关的转录本，允许进行声学和词法分析，语音样本被录制，然后使用用于人工分析转录本（CHAT）编码系统[275] 在单词级别手动转录。每个文本都自动带有形态句法分析，如重复标记、时态描述、标准词性标记。注意，我们去掉了带有流畅性注释、形态分析、POS 标签等相关信息，只保留纯文本的内容，因为深度学习模型不需要人工提取特征，我们的目标是创建一个完全自动化系统，不需要注释人员的参与。经数据预处理后，本研究共收集 498 名参与者，并获得相应的转录文本，其中正常对照组 242 人，可能患有 AD 和 AD 患者共 256 人。我们将数据集按照大约 8∶1∶1 的比例分为训练集、验证集和测试集，最终三个数据集的数量分别为 400、50 和 48。人口统计信息见表 9-2。

表 9-2　Pitt 数据集的人口统计学信息

	CTRL（242）	可能 AD（256）
年龄（年）	65.2（7.8）	71.8（8.5）
教育（年）	14.1（2.4）	12.5（2.9）
性别（男性 / 女性）	86/156	90/166
MMSE 得分	29.1（1.1）	18.5（5.1）

9.4.2　模型配置和结构

文档被分解成句子，每个句子使用 StanfoCoreNLP[276] 进行标记。在词嵌入部分，为了获得本研究中最好的性能，我们使用了三种方法，分别是谷歌公司 [71] 的 word2vec，斯坦福大学的 Glove（https://nlp.stanford.edu/ projects/glove/），包括四个 word2vec 文件（50d, 100d, 200d 和 300d）和 FaceBook 的 FastText（https://fasttext.cc/ docs/en/crawl-vectors.html）。Glove 和 FastText 需要更短的训练时间，而 word2vec 需要更长的时间。最后，在斯坦福大学公开的 100 维 Glove 上对词嵌入进行预训练，以便在比较后获得更好的性能，然后用它来初始化 we。GRU 单元的数量设置为 100，稠密层维度在字级别设置为 50。该模型在固定的十个 epoch 上进行训练，并在每个 epoch 的验证集上进行评估。词权值和上下文权值按正态分布（均值为 0，方差为 0.1）随机初始化。同样，句子权值和上下文权值也按均值和方差分别为 0 和 0.1 的正态分布进行随机初始化。词汇偏差和句子偏差在训练阶段随机初始化。我们应用学习率为 0.01 的 Adam 优化器，在所有层使用 Dropout 策略，并将所有层的 Dropout 值设置为 0.35。上述所有参数都在训练集上进行训练，并根据验证集的准确性选择最佳模型，并且上述所有参数都可以应用于其他模型。

9.4.3　结果和分析

在这项研究中，我们采用五折交叉验证评估模型的有效性。即取其中 80% 的数据集作为训练集，剩下的数据作为测试集，对训练集的结果进行汇总，并计算平均值。

实际类别与预测类别之间的关系如表 9-3 所示，准确度、精确度、召回率和 F_1 值的度量公式如式（9-14）~式（9-17）所示。

表 9-3　预测类与真实类的关系

预测类型	真实类别	
	阳性（PD）	阴性（HC）
阳性	真阳（TP）	假阳（FP）
阴性	假阴（FN）	真阴（TN）

$$Accuracy = \frac{TN + TP}{TN + FP + FN + TP} \tag{9-14}$$

$$Precision = \frac{TP}{TP + FP} \tag{9-15}$$

$$Recall = \frac{TP}{TP + FN} \tag{9-16}$$

$$F_1 = \frac{2TP}{2TP + FP + FN} \tag{9-17}$$

表 9-4 显示了使用 Pitt 数据集在该领域的研究表现。这些数据集可能包括 Pitt Cookie Theft 语料库的不同子集，因此表 9-4 中总结的结果并不总是具有可比性。此外，由于我们的能力有限，这些论文并不详尽。在表 9-4 的所有论文中，第一个研究为特征提取 + 机器学习方法，准确率最好为 85.4%。第二部分为深度学习方法，其最佳准确率为 91.1%。其余部分是结合声学特征或语言特征的深度学习模型，论文[78] 获得了 89.6% 的最佳准确率，是 Interspeech 2020 的冠军。我们的方法获得了 91.6% 的最佳精度。我们研究的混淆矩阵图像如图 9-3 所示，48 个测试集中只有 2 个 AD 和 2 个 NC 没有被正确识别。

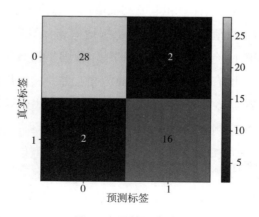

图 9-3　混淆矩阵结果

9.5　基于注意力网络的消融研究

我们通过消融实验验证单词级别和句子级别的有效性，如表 9-4 所示。首先，删除单词级别（-Word）会导致 Pitt 数据集的性能下降 1.4%。同样地，删除句子级别（-Sentence）会导致 2.3% 的性能下降，这比删除单词级别更显著。从消融实验中，我们可以证明单词级别和句子级别对于模型地分类效果是至关重要的。

表 9-4　消融实验

方法	准确率	下降率
我们的模型	91.6	-
（-Word）	90.2	1.4
（-Sentence）	89.3	2.3

9.6　注意特征的可视化

我们通过句子权重规范化单词权重，以确保模型的层次结构中，只有重要句子中的重要单词才会被强调而赋予较高的权重。为了验证提出模型可以选择形成性的单词和句子，我们在图 9-4 中可视化上下文的注意力特征。每行是一个句子，灰色表示单词的权重，红色表示句子的权重。研究[280-281]指出，正常的表达应该包括以下种子词语：男孩、女孩、女人、饼干、凳子、水槽、溢出、跌倒、窗户、窗帘、盘子、布、罐子、水、橱柜、盘子、厨房、花园、拿、洗、够、注意、看到。在 AD 组中，我们发现语言表达存在三个问题。首先，我们的模型只涉及"男孩""女孩""母亲""地板""窗户"等少数种子词，描述较 NC 组短得多，被试不能完整地描述画面，在一定程度上影响了话语信息的充分性。其次，我们的模型定位了"uh""um"等关键口语化词汇，研究[272]表明 AD 患者比 NC 使用更多的"uh""um"。在"uh""um"之后通常会有停顿，参与者可能找不到合适的单词或句子表达自己，最终影响语言的流利性。最后，我们的模型准确定位了人称代词如"他""她"及其对应的句子，这意味着 AD 患者可能存在找词困难的困扰，只能用"他"或"她"替代，最终影响句子的表达和有意义的输出。在正常组（NC）中，我们的模型捕捉到重要的种子词，如场景、厨房、母亲、盘子、水、花园、男孩、女孩、母亲、窗户、窗帘、微风、水及其对应的句子，表明 NC 参与者的词汇量丰富，语义表达完整。此外，我们的模型选择的一些定语词包括"little""short""gentle""almost"，体现了语篇信息的充分性和语篇的连贯性。

预测 AD：

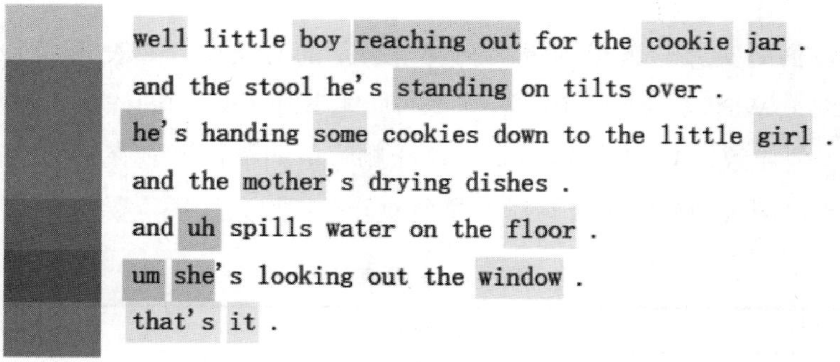

well little boy reaching out for the cookie jar .
and the stool he's standing on tilts over .
he's handing some cookies down to the little girl .
and the mother's drying dishes .
and uh spills water on the floor .
um she's looking out the window .
that's it .

预测 NC：

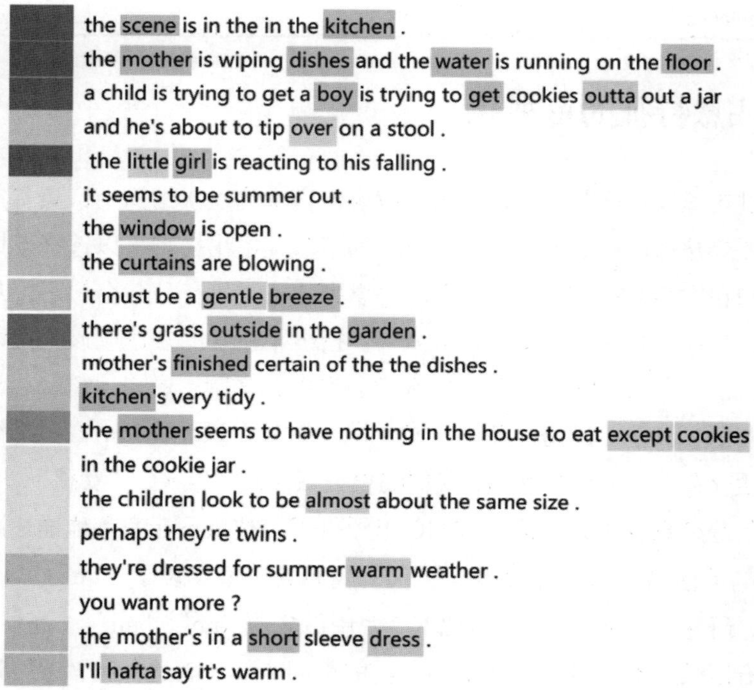

the scene is in the in the kitchen .
the mother is wiping dishes and the water is running on the floor .
a child is trying to get a boy is trying to get cookies outta out a jar
and he's about to tip over on a stool .
the little girl is reacting to his falling .
it seems to be summer out .
the window is open .
the curtains are blowing .
it must be a gentle breeze .
there's grass outside in the garden .
mother's finished certain of the the dishes .
kitchen's very tidy .
the mother seems to have nothing in the house to eat except cookies
in the cookie jar .
the children look to be almost about the same size .
perhaps they're twins .
they're dressed for summer warm weather .
you want more ?
the mother's in a short sleeve dress .
I'll hafta say it's warm .

图 9-4 来自 Pitt 数据集的 AD 和 NC 的实例

9.7 结论

很多关于语言诊断 AD 的研究都集中在深度学习方法上，传统的特征提取方法存在盲点，缺乏完整性，与深度学习方法相比性能相对较差。同时，随着深度学习的发展，对比学习、无监督学习、多模态特征融合等新方法可以用于识别 AD 患者。本研究采用深度学习方法结合注意力机制，识别句子中的重要词语，形成句子表示及整个文档的表示。我们将语境特征与注意力机制相结合，基于 bi-GRU 模型和注意力机制研究隐性情感句的分类。当然，我们模型中 bi-GRU 的编码器可以用其他模型代替，比如 RNN 和 LSTM 模型。由于隐式文本和外显文本在表达方式上的差异，该模型可以学习带有上下文注意力特征的模糊隐式情感，从而提高分类效果。与一般的分类模型相比，我们的模型可以基于单词和句子级别提取更多有价值的信息。在公共 Pitt 数据集上的实验结果表明，该模型在 AD 诊断方面优于其他分类模型。同时，深度学习模型被认为是"盲盒"[271]，其可解释性并不如机器学习方法好，因为我们无法从这些模型中获得人类可以理解的特征信息。但是，我们的工作可以进一步可视化，因为可以选择更多信息丰富的词语和句子，从而影响最终的分类效果，这可能从语言学的角度为认知功能障碍患者的检测和康复提供一些参考。然而，我们的模型可能忽略了一些潜在的风险。例如，使用的语料库可能包含来自同一患者的多次访问记录，这可能会使模型产生偏差，因为训练集和测试集可能来自同一患者。为了消除这种偏差，研究[282-283]分别采用了一对一匹配方法和倾向分数匹配策略。2010 年 ADReSS 挑战赛的数据集正是为了避免这种潜在的偏差而创建的。接下来，我们将进一步采取有效措施消除这些潜在的偏差。

第 10 章

基于"波士顿失语症检测"的
临床小样本实证分析

本章建立 AD 智能辅助诊断模型识别 AD 患者，需要通过临床小样本量的验证证明提出方法的有效性和可靠性。将对真实世界采集的数据集作为测试集，以验证前期提出模型的有效性。鉴于测试集是中文数据，所以采用第 4 章提出的评估模型对测试集数据进行实证研究，同样的方法也适用于第 5、6 章提出的模型。下面从数据集采集过程及预处理、特征提取到模型构建的一整套流程阐述我们的方法流程。

10.1　实验内容

看图说话任务取自波士顿失语症诊断测试，这是一个完整的认知评估过程，整个系统无需人工干预，实验过程持续几分钟即可自动完成。首先，用户被告知有关测试形式和展示图片。接下来，用户被要求坐在一张桌子前，桌子上放着一个麦克风和一对扬声器。系统自动进行语音播报任务："告诉我你在这幅图中看到的正在发生的一切，越详细越好"。测试的描述时间一般为一分钟左右，然后是回答时间，语音数据只记录用户回答的内容。

10.2　数据采集及预处理

本节数据采集工作主要基于健康监护系统采集完成的。用户通过我们开发的 APP 将语音数据集传入，加上在 APP 中填入的人口学信息，通过"云端"上传至我们的服务器端。

此外，医院的就诊病人也可以线下数据收集，主要目标是了解并掌握人体的健康状况，有目的地开展健康监测和信息收集工作。数据采集过程是在安静、舒适的环境下进行的，房间内没有受访者可以看到的钟表、日历等，使用"请勿打扰"标志放于门口。实验环境如图 10-1 所示。通过一般资料调查表（年龄、性别、受教育年限等），采集老年人的人口学资料、健康资料等基本信息。每个音频文件都先被采集然后通过科大讯飞平台转录为文本，音频中出现不属于看图说话任务的对话没有被转写。除去录音效果差、测试中断和方言过多（主要是闽南语方言）等问题数据，最终得到可靠的测试数据集。

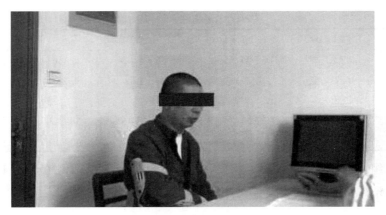

图 10-1　数据采集过程

10.2.1　研究对象

本节采集的数据集来自某省医科大学附属第二医院的住院病人和门诊病人，及该省某市养老院招募的老年志愿者，其中住院患者 15 个，门诊参与者 30 人以及养老院老年人 22 个。所有人都签署了同意书，进行基于图片描述任务的实验。共 67 例，其中男性 36 例，女性 31 例，年龄在 40 ~ 80 岁之间。实验的纳入标准为：①年龄在 60 ~ 90 岁的老年人；② 完成前期相关资料、人口学信息的采集及风险指标的检测；③签署知情同意书。排除标准：①实验时有酒精的摄入者；②有视觉或听觉缺陷者；③之前曾遭受头部损伤的人；④口齿不清晰，无法表达的人；⑤患有精神疾病如抑郁症患者或意识不清者；⑥接受药物治疗影响认知功能者。

10.2.2　痴呆严重程度分级

将人群按照量表得分分为 AD、MCI 和 CTRL 三类。采用简易智能状态量表（MMSE）、蒙特利尔认知量表（MoCA）进行初期认知功能障碍的诊断。MMSE 和

MOCA 量表的最高得分都是 30 分。其中文盲的 MMSE 得分小于等于 17，小学学历的 MMSE 得分小于等于 20，初中及以上学历者 MMSE 得分小于等于 24，满足以上这些条件的受试者皆为 AD 类的痴呆症患者。MOCA 得分一般大于等于 26 分正常，在 18 ~ 26 分之间为轻度认知功能障碍，小于等于 18 的判为 AD 类痴呆。

10.2.3　统计学分析

采用 SPSS11.5 的统计学软件包，其中数据采用均数 ± 标准差的形式表示，显著性标准为 $\alpha = 0.05$。人口统计学描述的结果如表 10-1 所示。

表 10-1　人口统计学描述

	CTRL（*n*=25）	MCI（*n*=20）	AD（*n*=22）	F	P
年龄	62.23 ±7.56	63.04 ± 9.82	66.73 ± 5.48	1.336	0.274
教育年限	6.63 ± 2.67	4.59 ± 2.83	6.08 ± 3.03	1.796	0.173
女性比例	48.0%	50.0%	40.91%		
MMSE	27.86 ± 1.17	22.03 ± 1.48	17.27 ± 2.46	58.642	<0.001
MOCA	26.16 ± 0.43	19.83 ± 2.38	12.47 ± 2.46	62.930	<0.001

其中三组入选的对象在性别、年龄和教育年限的差异无统计学意义（P > 0.05），MMSE 和 MOCA 量表存在统计学的差异（P < 0.05）。

10.2.4　特征提取

采用第 3 章的方法提取语音和语言学特征，包括用 OPENSMILE 软件提取语音学特征、语言学特征及人口学特征。采用常见的机器学习算法分别进行实验，目标是得到最优的模型及表现。采用交叉验证的方式，通过测试集评价模型的性能指标。常用的分类评价标准包括准确率、精确率，特异度、受试者工作特征曲线（Receiver Operating Curve，ROC），AUC 值和 F_1 值。经过系统评估引擎等一系列的计算，得到参与者最终的认知状态。其中语音和语言学特征的提取方法在第 2 章已经详细说明，这里不再赘述。

10.2.5　分类结果

本节采用这一领域常用的 LightGBM、随机森林、Adaboost、逻辑回归分类器辅助诊断 AD 和 MCI 患者。表 10-2 为不同任务、特征集、特征选择方法和分类器得到的准确率和标准差，可以看出二分类方法明显比三分类方法简单有效（异方差 F = 1010.1，p < 0.0001，CI = [4.03，∞]）同时，考虑所有特征比仅考虑文本或声学特征

的影响相对较小，但结果并不显著（异方差性 F = 0.148，p = 0.701，CI = [3.94，∞]）如果将每个任务单独考虑，在三分类中，将声学特征添加到语言特征中可以提高模型的准确率，但在二分类中这种方法并不显著 CTRL-VS-MCI：$\mu_{text} = 0.721$，$\mu_{all} = 0.725$，F = 0.13，p = 0.72，CI=[4.027，∞]）；CTRL-VS-MCI-VS-AD：$\mu_{text} = 0.504$，$\mu_{all} = 0.533$，F =6.68，p = 0.01，CI=[4.05，∞]）由于三分类的准确率比二分类的准确率低 20% 左右，表的结果为平均准确率，其结果总体上并没有高多少。

表 10-2　不同分组下准确率的统计学指标

变量	值	Accuracy
Task	AD vs CTRL	$\mu=0.803$, ($\sigma=0.052$)
	AD vs MCI vs CTRL	$\mu=0.600$, ($\sigma=0.046$)
Feature set	Text	$\mu=0.608$, ($\sigma=0.101$)
	Acoustic	$\mu=0.564$, ($\sigma=0.101$)
	ALL	$\mu=0.629$, ($\sigma=0.122$)
Classifier	LightGBM	$\mu=0.843$, ($\sigma=0.112$)
	RF	$\mu=0.68$, ($\sigma=0.114$)
	ADA	$\mu=0.752$, ($\sigma=0.100$)
	LR	$\mu=0.81$, ($\sigma=0.200$)

注：RF 代表随机森林，ADA 代表 Adaboost，LR 为逻辑回归

下面通过 mRMR 降维算法计算最终的结果。因为数据集个数相对平衡的，所以准确率可以作为评估模型的准则。取特征数分别为 20，40，60，80，100，120，140，160，180，212 时，结果如表 10-3 所示。总体而言 LightGBM 和逻辑回归分类器的表现相对较好，当降维后的特征数是 120 时，准确率达到最高的 0.89。其次是逻辑回归分类器的表现，准确率为 0.85。Adaboost 算法的准确率为 0.80，表现也不错。最差的表现为随机森林，准确率最高仅有 0.77。

表 10-3　不同特征数下分类器的二分类准确率

特征数	随机森林	Adaboost	逻辑回归	LightGBM
20	0.64	0.72	0.69	0.83
40	0.67	0.74	0.66	0.66
60	0.60	0.67	0.73	0.88
80	0.74	0.69	0.73	0.83
100	0.65	0.62	0.72	0.82
120	**0.77**	**0.80**	**0.85**	**0.89**

续表

特征数	随机森林	Adaboost	逻辑回归	LightGBM
140	0.68	0.72	0.83	**0.88**
160	0.69	0.74	0.80	**0.88**
180	0.60	0.78	0.83	**0.88**
212	0.69	0.79	0.83	**0.88**

注：粗体代表同一列中的最佳准确率

10.3　小结

我们提出的评估模型可以辅助医生减轻工作压力，为医生提供医疗辅助，该系统如果能够得到广泛的推广，有望在全球范围内减少 AD 和 MCI 带来的麻烦和困扰。本实证研究的目的是通过来自现实世界的数据集作为测试集，验证前期提出的评估模型的有效性。我们采用迁移学习的思想，将第 3 章提出的模型验证测试数据集的有效性，实验的过程和第 3 章是一致的。收集病例的时间有两年左右的时间，其中去除很多不符合要求的数据集，如闽南语的描述、数据中断情况、噪音过大引起转录的文本不准确等不符合要求的数据。

本节是真实复杂世界的研究，在实际研究过程中遇到一些问题。

首先，该实验招募的受试者主要包括三部分：住院病人、门诊病人以及养老院的病人。住院病人的认知状态评估比较准确，因为这部分病人有详细的住院资料，如 CT、MRI 和电子病历等资料，可以比较准确地评估认知情况。其他两部分受试者只能通过量表诊断，结果无法百分之百准确。因为我们采用的有监督算法依赖模型的标签（即早期认知状况），所以存在因为数据集的标签错误而引起评估模型结果不准确的问题。这个问题的解决方法之一可以采用目前较流行的无监督算法或者自监督算法，因为这两种算法不需要预知数据的标签，减少了标签标注错误而引起的结果不可靠的麻烦。

其次，数据量不足会影响模型的训练效果，因为这种状况下模型无法充分训练，会引起过拟合现象，导致测试数据的效果表现并不好，模型的泛化能力较差。在数据集较多的情况下可以使用相对复杂的模型处理而得到更好的结果，而数据量不足只能用简单的机器学习模型进行辅助诊断。基于多中心的大数据集的构建可以有效解决这一问题。

最后，我们没有考虑混杂因素对语言输出的影响。如某些疾病会影响受试者语言的发音和表达，某些偏远山区的人词汇量原本就不丰富、表达有所欠缺，数据集的隐私等等问题。基于语言学的 AD 和 MCI 的辅助诊断模型想要在现实场景中落地。必须考虑方方面面的影响因素，毕竟真实世界的数据远远比我们想象的要复杂，收集标准统一的多中心大数据集也是一个挑战。

目前的人工智能还不够智能化，提出的评估模型只是基于数学和概率等知识，还远远无法达到人类的智能和智商。医疗作为一个复杂系统的生成体，涉及 AI 的伦理等问题，像表现较好的深度学习模型，这种不可解释的"黑盒子"至少以目前的认知水平还远远没有达到人类所期望的水平。所谓"有多少人工，就有多少智能"，人工智能产品想要在医疗领域落地，未来还有很长的路要走。

第 11 章

总结与展望

全世界很多国家正在慢慢步入老龄化社会，60 ～ 90 岁的老年人大约每隔 4.5 年就会翻一倍，表明每个家庭每年都将面临家庭成员罹患 AD 的风险，给患者和照料者带来巨大的经济和身心压力，所以应该重视老龄化给家庭和社会带来的潜在威胁。AD 已经成为全球性的公共卫生问题，该症对 AD 患者的认知、言语、情感和日常活动的功能退化都具有显著的影响。笔者的研究正是在上述认知的指导下对基于语言功能的 AD 智能辅助诊断做了系统性、全面性的分析，包括早期基于人工特征提取方法到后期的深度学习方法。计算机新的软硬件技术的发展和新的模型算法的提出，都为 AD 的诊断提供更加有效的解决方案。鉴于国内较少学者就 AD 患者语言功能的人工智能（artificial intelligence，AI）算法做出比较全面、详细的研究，笔者探索性的研究将为今后的同类研究奠定一定的基础，起到一定的导向作用。本章将呈现研究的结果，并且探讨研究的不足之处及未来的研究方向。

11.1　人工智能未来发展趋势分析

经过了 60 多年的发展，AI 看上去毫不费力却取得了很大的成功。对于未来 AI 的发展趋势，概括起来大致可以总结为以下 5 个方面。如果在这些方面不断取得新突破，AI 可更好地满足人们的需要。

（1）绿色低碳更灵巧的 AI：2021 年，中共中央、国务院《关于完整准确全面贯彻新发展理念做好碳达峰碳中和工作的意见》提出大力发展绿色低碳产业，为 AI 赋能产业提出了新要求——绿色化助力碳中和。清华大学智能产业研究院提出 AI+IoT 绿色低碳应用场景：一是清洁能源和传统能源的融合领域，AIoT 技术可以监测碳排放，智能调度；二是信息和通信技术产业本身，大型的数据中心、5G 等快速发展，消耗了很多能源，AI 可以应用于其中实现节能减排；三是新兴产业，比如在绿色城市、绿色交通等领域，AIoT 也大有可为。未来 AI 自身的发展也应该沿着绿色低碳方向进行。当下的 AI 正在"野蛮生长"，其算法、数据和算力这三大基石也在进行规模扩张式发展。深度神经网络的模型规模越来越大，参数越来越多，因此所需要训练样本的规模越来越大，训练网络所需的算力必须越来越强，对资源的消耗必然越来越高。这样的发展显然与绿色低碳背道而驰。以 OpenAI 提出的自然语言处理领域的 GPT 模型为例，其强大的功能是建立在超大的训练语料、超多的模型参数，以及超强的计算资源之上。GPT 模型的参数量为 1.17 亿，预训练数据量 5GB；GPT-2 的参数量为 15 亿，预训练数据量 40GB；GPT-3 的参数量为 1750 亿，预训练数据量 45GB。据说，GPT-4 的参数量将达到 100 万亿，比 GPT-3 还要大 500 倍。同时，对监督学习来说，数据量的增长需要很多人力进行样本标注，有人提出了"难道有多少人工，才有多少智能"的疑问。

为了实现绿色低碳智能系统，我们希望未来 AI 的发展方向是做"减法"而不是做"加法"。一方面，构建更为灵巧的网络模型，通过轻量化的模型降低对数据量和算力的需求；另一方面，构建更为高效广泛的共享复用机制，针对 AI 大模型，加大开放、共享的广度和深度，提高预训练模型的效益，从而从宏观上实现绿色低碳的总体效果。总之，"创新、协调、绿色、开放、共享"发展理念为未来 AI 的发展指明了方向。

（2）知识数据双驱动的 AI：人工智能的发展历程经常被划分为两代，即知识驱动的 AI 和数据驱动的 AI。第一代 AI 主要基于知识库和推理机来模拟人类的推理和思考行为，其代表性成果如 IBM 公司的 Deep Blue 和 Deeper Blue。知识驱动的 AI 具有很好的可解释性，而且知识作为一种数据和信息高度凝练的体现，也往往意味着更高的算法执行效率。但是，其缺点在于完全依赖专家知识：一方面，将知识变成机器可理解可执行的算法十分费时费力；另一方面，有大量的知识或经验难以表达建模。因此，知识驱动的 AI 的应用范围非常有限。

第二代 AI 则基于深度学习来模拟人类的感知，如视觉、听觉、触觉等。其代表性成果就是深度神经网络，通过收集大量的训练数据并进行标注，然后训练设计好的深度网络。这类 AI 不需要领域知识，只需要通过大数据的训练就可以达到甚至超过人类的感知或识别水平。这类 AI 具有通用性强、端到端的"黑盒"特性。但是，也正是因此才使得第二代 AI 算法非常脆弱，依赖高质量、带标记的大数据和强大的算力。导致其具有鲁棒性差、不可解释，以及不太可靠等瓶颈问题。为此，清华大学张钹院士提出第三代 AI，希望将知识驱动和数据驱动结合起来，充分发挥知识、数据、算法和算力四要素的作用，建立可解释的鲁棒 AI 理论。为了探索知识与数据双驱动 AI 的落地，华为云提出了知识计算的概念。它把各种形态的知识通过一系列 AI 技术进行抽取、表达后协同大量数据进行计算，进而产生更为精准的模型，并再次赋能给机器和人。目前，知识计算在若干垂直行业获得初步成功。为此，华为云把明确定义的应用场景、充沛的算力、可以演进的 AI、组织与人才的匹配归纳为影响行业 AI 落地的 4 个关键要素。但是，这种垂直行业成功的 AI 距离通用 AI 却渐行渐远。未来，数据与知识双驱动的通用 AI 将是一项极具挑战性的课题。

（3）人机物融合的混合 AI：习近平总书记指出："以信息技术、人工智能为代表的新兴科技快速发展，大大拓展了时间、空间和人们认知范围，人类正在进入一个人机物三元融合的万物智能互联时代。"为此，本研究对象将由过去的物理 - 信息系统（CPS）向物理 – 信息 – 人类社会更复杂的系统扩展。人类所面临的许多问题具有不确定性、脆弱性和开放性，同时人类也是智能机器的服务对象和最终"价值判断"的仲裁者，因此，人类智能与机器智能的协同将是贯穿始终的。这就需要将人的作用或认知模型引入 AI 中，从而形成"人机混合智能"或"混合增强智能"。当前，人机混合智能已经有了很多尝试。比如，可穿戴搬运机器人在马达驱动下支撑人的上半身，减轻搬运重物时腰部负担；一些科学家还尝试将电极植入人脑中，让人脑可以随时直接从计算机中下载或上传数据，大幅提升人类的认知能力。未来人机混合增强智能希望能够建立以人为中心的智能形态，保证它"可用、好用"，而且"可控"。此外，当前的 AI 由于尚没有自主的意识，其价值观主要是由使用者的价值观决定。因此，我们需要通过人机混合的方式为 AI"立心"，从而让 AI 更好地为人类"立功"。

（4）非深度神经网络的 AI：AI 的成功在很大程度上是大数据和深度学习的成功。如果把 AI 未来的发展全部寄托在深度神经网络上，尽管目前的网络形态多种多样，但总让人感到有些单调。为了保持"物种的多样性"，有必要研究深度神经网络以外的 AI 系统。深度神经网络成功的原因主要是基于逐层加工处理、内置特征变换和模型复杂度三个关键因素。但是，这三个因素并没有"要求"我们必须使用神经网络模型；只要能同时做到这三点，别的模型应该也能做深度学习。为此，提出了"深度森林"这种非神经网络的新型深度学习模型。深度森林的基础构件是不可微的决策树，其训练过程并不基于 BP 算法，甚至不依赖于梯度计算。"深度森林"具有训练简单、效率高等优点，小规模训练数据也可运转，而且在理论分析方面也更容易。因此，成为非深度神经网络 AI 系统的一种尝试。

虽然深度结构网络非常强大，但大多数网络都被极度耗时的训练过程所困扰。其中最主要的原因是，上述深度网络都结构复杂并且涉及大量的超参数。为此，有研究者提出了宽度神经网络系统。相对于"深度"结构来说，"宽度"结构由于没有层与层之间的耦合而非常简洁。同样，由于没有多层连接，宽度网络亦不需要利用梯度下降来更新权值，所以计算速度大大优于深度学习。在网络精度达不到要求时，可以通过增加网络的"宽度"来提升精度，而增加宽度所增加的计算量与深度网络增加层数相比，可以说是微乎其微。当然，也有学者认为，现有的宽度学习仅适用于数据特征不多，但对预测实时性要求较高的场景。不管是深度森林还是宽度网络，它们的意义在于为我们提供了未来 AI 系统的更多可能，以及多元化的新选择。从而避免出现人们不得不被迫选择深度神经网络的无奈。我们相信，未来一定还会有更多的非深度神经网络的 AI 系统，因为系统多样性是改善 AI 生态环境的重要保障。

（5）开放环境自适应的 AI：AI 取得的成功基本上都是封闭环境中的成功，其中的机器学习有许多假设条件，比如针对数据的独立同分布假设，以及数据分布恒定假设等。我们通常要假定样本类别恒定，测试数据的类别与训练数据的类别一致，不会出现训练时没有遇到的类别。此外，样本属性也是恒定的，在测试时也要求属性特征完备。而实际情况是，我们现在越来越多地遇到所谓的开放动态环境。在这样的环境中可能一切都会发生变化，这就要求未来的 AI 必须具备环境自适应能力，或者要求 AI 的鲁棒性要强。例如，在自动驾驶或无人驾驶领域，在实验室的封闭环境下，无论采集多少训练样本都不可能涵盖所有情况，因为现实世界远比我们想象得丰富。这样在自动驾驶的过程中会遇到越来越多以前没有见到的特殊情况，尤其是突发事件中很少出现的场景，这就对 AI 系统的自适应性或鲁棒性提出极大的挑战。因此，未来 AI 的发展必须能应对"开放环境"的问题，即如何在一个开放环境下通过机器学习进行数据分析和建模。现有 AI 技术依赖大量的高质量训练数据和计算资源来充分学习模型的参数。在系统初始建模阶段，由于数据充分能够得到比较理想的效果。然而，在投入使用一段时期后，在线数据内容的更新就会产生系统性能上的偏差，严重时直接导致系统下线。在训练数据量有限的情况下，一些规模巨大的深度神经网络也容易出现过拟合，使得在新数据上的测试性能远低于之前测试数据上的性能。同时，在特定数据集上测试性能良好的深度神经网络，很容易被添加少量随机噪声的"对抗"样本欺骗，从而导致系统很容易出现高可信度的错误判断。因此，发展鲁棒性、可扩展性强的智能学习系统必定会成为下一代 AI 系统的重要研究课题。

从以上未来 AI 系统发展的 5 种形态以及各自的发展趋势来看，下一步的研究需要系统、全面地借鉴人类的认知机制，不仅是神经系统的特性，还有认知系统（包括知识表示、更新、推理等），发展更加具有生物合理性，以及更灵活、更可信可靠的 AI 系统。唯有如此，未来 AI 系统才能够实现"不仅勤奋而且更聪明更有智慧"的理想。

11.2 深度学习原理

由于采用基于云的技术和在大数据中使用深度学习系统，深度学习的使用在过去十年中迅速增长，预计到 2028 年，深度学习的市场规模将达到 930 亿美元。

深度学习是机器学习的一个子集，它使用神经网络来执行学习和预测，无论是文本、时间序列还是计算机视觉等各种任务中它都有惊人的表现。深度学习的成功主要来自大数据的可用性和计算能力，使其远远优于任何经典的机器学习算法。神经网络是一个相互连接的神经元网络，每个神经元都是一个有限函数逼近器。这样，神经网络被视为通用函数逼近器。现在每个神经元都是一个非线性函数，我们将几个这样的神经元堆叠在一个［层］中，每个神经元接收相同的一组输入但学习不同的权重 W。因此，每一层都有一组学习函数：$[f1, f2, \cdots, fn]$，称为隐藏层值。这些值再次组合，在下一层：$h(f1, f2, \cdots, fn)$ 等。这样，每一层都由前一层的函数组成［类似于 $h(f(g(x)))$］。已经表明，通过这种组合，我们可以学习任何非线性复函数。

深度学习是具有许多隐藏层（通常大于两个隐藏层）的神经网络。深度学习是从层到层的函数的复杂组合，从而找到定义从输入到输出的映射的函数。例如，如果输入是狮子的图像，输出是图像属于狮子类的图像分类，那么深度学习就是学习将图像向量映射到类的函数。类似地，输入是单词序列，输出是输入句子是否具有正面 / 中性 / 负面情绪。因此，深度学习是学习从输入文本到输出类的映射：中性或正面或负面。

从生物学角度的解释是，从边缘和轮廓等低级特征到对象和场景等高级特征，人类通过逐层解释图像来处理世界的图像。神经网络中的函数组合与此一致，其中每个函数组合都在学习关于图像的复杂特征。用于图像的最常见的神经网络架构是卷积神经网络（CNN），它以分层方式学习这些特征，然后一个完全连接的神经网络将图像特征分类为不同的类别。

从数学角度的解释是，给定一组 2D 数据点，我们尝试通过插值拟合曲线，该曲线在某种程度上代表了定义这些数据点的函数。我们拟合的函数越复杂（例如在插值中，通过多项式次数确定），它就越适合数据，但它对新数据点的泛化程度越低。这就是深度学习面临挑战的地方，即通常所说的过度拟合问题：尽可能地拟合数据，但在泛化方面有所妥协。几乎所有深度学习架构都必须处理这个重要因素，才能学习在看不见的数据上表现同样出色的通用功能。

深度学习先驱 Yann LeCun 指出深度学习并没有想象的那么令人印象深刻，因为它仅仅是美化曲线拟合的插值。但是在高维空间，没有插值之类的东西。在高维空间，一切都是外推。

现在我们知道深度学习只是一个学习复杂的函数，它带来了其他计算挑战：

（1）要学习一个复杂的函数，我们需要大量的数据；

（2）为了处理大数据，我们需要快速的计算环境；

（3）我们需要一个支持这种环境的基础设施。

使用CPU进行并行处理不足以计算数百万或数十亿的权重（也称为DL的参数）。神经网络需要学习需要向量（或张量）乘法的权重。这就是GPU派上用场的地方，因为它们可以非常快速地进行并行向量乘法。根据深度学习架构、数据大小和手头的任务，我们有时需要1个GPU，有时数据科学家需要根据已知文献或通过测量1个GPU的性能来做出决策。通过使用适当的神经网络架构（层数、神经元数量、非线性函数等）以及足够大的数据，深度学习网络可以学习从一个向量空间到另一个向量空间的任何映射。这就是让深度学习成为任何机器学习任务的强大工具的原因。

11.3　结论

本文以痴呆的系统功能语言学的研究为理论指导，分别从语言学的特征分析和机器学习算法两个方面建立AD智能辅助诊断模型，得到以下结论。

（1）采用传统的方法辅助诊断AD和MCI患者：方法是首先提取与认知有关的语音、语言和人口学特征，再通过机器学习的算法对参与人群进行分类，得到AD和MCI的辅助诊断模型，最后通过公共数据集验证模型的有效性。

（2）基于KNN思想智能辅助诊断AD患者：主要的研究思路是首先将同一个类别的文本内容分类汇总，再通过计算距离的方法对新的数据做出诊断，距离近者的类别是一致的。本方法使用关键词法，通过表现最好的模型提取的关键词信息，可以分析不同认知群体的语言学特征，如词性特征。不同于系统功能语言学的研究方法，这种方法是通过计算机的算法分析AD语言学的特征，两者的研究得到殊途同归的结果。

（3）采用基于语音和自然语言处理（NLP）技术的迁移学习方法对AD进行早期诊断：大数据集的缺乏限制了复杂神经网络模型的使用，迁移学习可以有效地解决这一问题。迁移学习模型首先在大数据集上进行预训练得到语言模型，然后将学到的知识迁移到小训练集上进行分类。具体采用DistilBert表征嵌入结合逻辑回归分类器完成。该模型通过2020年的ADReSS数据集，对78名健康人群和78名AD患者进行评估。模型的准确率为88%，几乎与挑战赛冠军的得分相当，较组织者设定的

75%的基线准确率有较大提高。因此，本研究中的迁移学习方法改进了 AD 智能辅助诊断，不仅减少了特征工程的需求，而且解决了数据集匮乏的问题。

随着医疗的不断发展，临床上虽然对痴呆的治疗有了一定的进步，但是仍然存在许多的问题，如治疗费用高昂、疗效不显著等问题。中医"治未病"的思想经过历代的医家得到弘扬，已经成为防治疾病的重要性原则，体现了中医在疾病防治和养生保健方面"防重于治"的思想理念。"治未病"思想是中医预防医学的核心理念，它的实质是人人享有健康。早期诊断 AD 为有效预防疾病的发生发展提供了有力的保障，既可以将中医的思想发扬光大，又可以发挥中西医结合的防病治病的思想理念，促进和维持人们的健康水平，值得推广。

11.4　研究的不足之处

本文针对 AD 的智能辅助诊断展开一系列的研究工作，在研究过程中发现一系列的问题，后期工作可以从以下几方面展开。

（1）参考资料的限制：由于目前国内针对 AD 尤其 MCI 的临床语言学的研究还不够全面和深入，可以参考的文献资料比较有限，尽管笔者想方设法通过多种渠道和路径搜集资料，但在资料的获取和掌握上还不够全面和丰富。

（2）基于特征提取的系统功能语言学理论还不完善：从理论层面，因为语言学方面对 AD 的研究还不多，如文本分析的语言学特征，国内外的研究还没有统一的标准，使得本研究的特征提取受到一定的限制，只能从传统的语法和语义等方面进行分析。系统功能语言学理论的完善有利于我们采用计算机的方法构建特征工程。

（3）中文的公共数据集匮乏且不规范：在语料的收集方面，因为客观条件的限制，本研究是以公共数据集作为研究数据。DementiaBank 是这一领域全世界使用的公共数据集。英文数据集居多，中文数据集只有几十条，中文数据集的匮乏为中文在这一领域的研究受到一定的限制。

（4）实验数据的有限性：在医院数据采集过程中，会遇到以下问题，如偏远地区的人比较封闭，个体词汇量本身不丰富，参与者患有眼疾等，这些因素影响图片描述内容的客观因素存在。在实际采集数据过程中，需要注意这些影响因素。

（5）有监督算法的局限性：实验采用的算法是有监督学习，但是训练这些网络需要基于专家知识的大量的标记数据，标注的标签的准确度达不到100%。收集足够的数据耗时而困难，且有时候并不总是可行的。因为依赖标签的信息训练模型，导致深度学习模型获取标签存在鲁棒性差、成本高、泛化能力不足等局限性。因此需要减少对人工提取特征的依赖。所以，目前提出的自监督、无监督算法及对比学习等是一种减轻对标签数据的依赖，无须人工标注的训练模型。它通过学习真实数据的潜在关系，可以有效解决训练数据不足的问题。

11.5　今后研究的建议

今后我们可以在以下方面进一步开展后续的研究。

（1）无监督算法：在人工智能领域，最终性能的提升一般包括两个方法。第一个方法是提出表现更好的模型架构，如在深度学习中通过更深的隐藏层，更复杂的模型结构提取全面准确的特征，进一步提升模型的表现。第二个方法是增加数据集的数量，而带标签的数据集比较珍贵。对比学习是解决这一问题的方法之一，是无监督算法的延伸。通过将数据分别与正负样本对比，学习样本的特征表示方法。对比学习不需要过多关注细节，而只需要关注抽象的语义信息。下一步将做更深入的研究。

（2）多模态特征融合：本研究涉及语音和文本领域，两个模态的特征对齐和融合也是目前研究的热点，让模型更好地学习语音和文本两个模态的信息对应关系，互相促进，进而提升模型的效果。如前文介绍的在深度学习提取的文本特征的基础上加入停顿信息，可以显著提升模型的效果。

（3）内隐藏情绪表达：内隐情感分析是一种不包含任何极性标记但仍能在语境中表达明确的人类情感极性的表达，它广泛存在于基于方面的情感认知中。例如，评论"服务员把水倒在我的衣服上然后走开了"并没有包含任何情感极性，但可以被理解为对服务员服务的明显否定。用于自发性言语的 AD 和 MCI 转录文本也不包含任何极性标记，然而以往这一领域的研究普遍对内隐情绪表达关注较少。Li 等 [277] 使用对比学习算法捕捉内隐情绪使用的方法。即将情感极性相同的数据间隔较近，将情绪表达不同的数据间隔较远。在未来，我们将专注于内隐情感分析在 AD 和 MCI 诊断的有效性。

11.6　工作展望

目前医学界已经提出比 MCI 更早期的主观认知障碍（subject cognitive impairment, SCI），这个概念在临床医学领域还是一个不太成熟的新概念，在未来或许可以尝试通过人工智能的语音和语言模型智能辅助诊断 SCI 患者，这项工作比智能诊断 MCI 和 AD 患者的意义更大。当然，目前的研究还处于起步阶段，将模型应用于现实还存在各种各样的难题，如语言的适应性、模型的可迁移性、数据的可靠性、实验流程的标准化等，将模型回归到现实世界的应用还有很长的路要走。同时，我国在基于语言学的 AD、MCI 或者相关的认知功能障碍领域的诊断、干预技术尚不成熟，与西方发达国家在语言诊断和治疗神经类疾病方面还有很大的差距，基于中文的语料库还很少，实验流程的规范性也存在一定的问题。基于语言学的 AD 和 MCI 的诊断涉及医学、语言学、计算机学、心理学等多个学科，各个学科之间应该打破门户之见，通力合作，整合与语言诊断和治疗密切相关的各个学科的优势，共同推动基于中文的语言诊断与治疗学科的建设与发展。建议政府相关部门建设大规模的 AD 和 MCI 的多模态（包括语音、文本、图像、视频等）数据库，为政府制定养老、医疗保障及社会支持政策提供有效的客观证据，并且将相关的研究成果应用于现实中，如养老院、各个医院的老年科等，这对 AD 和 MCI 的早期发现、诊断、治疗、干预具有重要的现实意义。

参考文献

［1］ 于挺敏，李自如. 痴呆的诊断与鉴别诊断 [J]. 中国社区医师，2004, 20(20): 16-18.

［2］ Livingston G., Sommelad A., Orgeta V., et al. Dementia prevention, intervention, and care[J]. The Lancet, 2017, 390(10113): 2673-2734.

［3］ Jia L., Du Y., Chu L., et al. Prevalence, risk factors, and management of dementia and mild cognitive impairment in adults aged 60 years or older in China: a cross-sectional study[J]. The Lancet Public Health, 2020, 5(12): e661-e671.

［4］ Sabat S.R. Language function in Alzheimer's disease: a critical review of selected literature[J]. Language & Communication, 1994, 4: 331-351.

［5］ Ulatowski H., Cannito M., Hayashi M., et al. Language abilities in the elderly. H.K. Ulatowska(Ed.)[J]. The aging brain: Communication in the elderly, 2022: 125-139.

［6］ Appell J., Kertesz A., fisman M. A study of language functioning in Alzheimer patients[J]. Brain and Language, 1982, 17: 73-91.

［7］ Wechsler A.F., Verity M.A., Rosenschein S., et al. Pick's disease: a clinical, computed tomographic, and histologic study with golgi impregnation observations[J]. Archives of Neurology, 1982, 39: 287-290.

［8］ Corkin S. Some relationships between global amnesias and the memory impairments in Alzheimer's disease[J]. Alzheimer's disease: A report of progress in research, 1982, 19: 149-164.

［9］ Faber-Langendoen K., Morris J.C., Knesevich J.W., et al. Aphasia in senile dementia of the Alzheimer type[J]. Annals of Neurology, 1988, 23(4): 365-70.

［10］ Forbes-McKay K., Shanks M. F., Venneri A. Profiling spontaneous speech decline in Alzheimer's disease: a longitudinal study[J]. Acta Neuropsychiatrica, 2013, 25(6): 320-327.

［11］ Bondi M.W., Edmonds E.C., Jak A.J., et al. Neuropsychological criteria for mild cognitive impairment improves diagnostic precision, biomarker associations, and progression rates[J]. Journal of Alzheimer's Disease, 2014, 42(1): 275-289.

［12］ Laske C., Sohrabi H.R., Frost S.M., et al. Innovative diagnostic tools for early detection of Alzheimer's disease[J]. Alzheimer's and Dementia, 2015, 11(5): 561-578.

［13］ Oulhaj A., Wilcock G.K., Smith A.D., et al. Predicting the time of conversion to MCI in the elderly: Role of verbal expression and learning[J]. Neurology, 2009, 73(18): 1436-1442.

［14］ Bayles K. A. Language function in senile dementia[J]. Brain and Language, 1982, 16: 265-280.

［15］ Tsantali E., Economidis D., Tsolaki M. Could language deficits really differentiate Mild Cognitive Impairment (MCI) from mild Alzheimer's disease[J]? Archives of Gerontology and Geriatrics. 2013, 57(3): 263-270.

［16］ Bryant L., Ferguson A., Spencer E. Linguistic analysis of discourse in aphasia: A review of the literature[J]. Clinical Linguistics & Phonetics, 2016, 30(7): 489-518.

［17］ Larrieu S., Letenneur L., Orgogozo J., et al. Incidence and outcome of mild cognitive impairment in population-based prospective cohort[J]. Neurology, 2002, 59:1594 - 1599.

［18］ Howieson D., Camicioli R., Quinn J., et al. Natural history of cognitive decline in the old[J]. Neurology, 2003, 60:1489-1494.

［19］ Arevalo-Rodriguez I., Smailagic N., Roqué i Figuls M., et al. Mini-Mental State Examination (MMSE) for the detection of Alzheimer's disease and other dementias in people with mild cognitive impairment (MCI)[J]. Cochrane Database Syst Rev, 2015, 3(6): CD010783.

［20］ Nasreddine Z.S., Phillips N.A., Bédirian V., et al. the Montreal Cognitive Assessment, MoCA: A Brief Screening Tool For Mild Cognitive Impairment[J]. Journal of the American Geriatrics Society, 2005, 53(4): 695-699.

［21］ Jack C.R., Knopman D.S., Jagust W.J., et al. Tracking pathophysiological processes in Alzheimer's disease: An updated hypothetical model of dynamic biomarkers[J]. The Lancet Neurology, 2013, 12(2): 207-216.

［22］ Lovestone S. Blood biomarkers for Alzheimer's disease[J]. Genome Medicine, 2014, 6(8): 8-11.

［23］ Bateman R., Schindler S.E., Bollinger J.G., et al. Blood Amyloid-beta Predicts Amyloid PET Conversion[J]. Alzheimer's & Dementia, 2019, 15(7): 526.

［24］ Dijkstra K., Bourgeois M.S., Allen R.S., et al. Conversational coherence: Discourse analysis of older adults with and without dementia[J]. Journal of Neurolinguistics, 2004, 17(4): 263-283.

［25］ Goodglass H., Kaplan E., Barresi B. Boston Diagnostic Aphasia Examination (3rd ed.) (BDAE3)[M]. Publisher: ProEd, 8700 Shoal Creek Blvd, Austin, TX 787576897, 2001.

［26］ 林枫, 陈珍 .CLAN 临床研究应用概要 [J]. 南京医科大学康复医学 ,2018: 1-34.

［27］ Roark B., Mitchell M., Hosom J. P., et al. Spoken Language Derived Measures for Detecting Mild Cognitive Impairment[J]. IEEE Transactions on Audio, Speech, and Language Processing, 2011, 19(7): 2081-2090.

［28］ König A., Satt A., Sorin A., et al. Automatic speech analysis for the assessment of patients with predementia and Alzheimer's disease[J]. Alzheimer's & Dementia: Diagnosis, Assessment & Disease Monitoring, 2015, 1(1):112-124.

［29］ Pakhomov S.V. S., Smith G.E., Chacon D., et al. Computerized analysis of speech and language to identify psycholinguistic correlates of frontotemporal lobar degeneration[J]. Cognitive and Behavioral Neurology: Official Journal of the Society for Behavioral and Cognitive Neurology, 2010, 23(3): 165-177.

［30］ Tóth L., Gosztolya G., Vincze V. Automatic Detection of Mild Cognitive Impairment from Spontaneous Speech Using ASR. Interspeech 2015[J]. Dresden, Germany: ISCA, 2015: 2694-2698.

［31］ Tóth L., Hoffmann I., Gosztolya G. A Speech Recognition-based Solution for the Automatic Detection of Mild Cognitive Impairment from Spontaneous Speech[J]. Current Alzheimer Research, 2018, 15(2): 130-138.

［32］ Barth S., Sch€onknecht P., Pantel J., et al. Mild cognitive impairment and Alzheimer's disease: an investigation of the CERAD-NP test battery[J]. Fortschritte der Neurologie-Psychiatrie, 2005, 73 (10): 568-576.

[33] Juncos Rabadan O., Pereiro A.X., Facaly D., et al. A review of cognitive level language research[J]. Journal of language, phonetics and listening. 2010, 30(2): 73-83.

[34] Hailstone J. C., Ridgway G. R., Bartlett J. W., et al. Voice processing in dementia: A neuropsychological and neuroanatomical analysis[J]. Brain, 2011, 134(9): 2535-2547.

[35] López-de-Ipiña K., Alonso J.B., Travieso C., et al. On the Selection of Non-Invasive Methods Based on Speech Analysis Oriented to Automatic Alzheimer Disease Diagnosis[J]. Sensors, 2013, 13(5): 6730-6745.

[36] Horwitz-Martin R.L., Quatieri T.F., Lammert A.C., et al. Relation of Automatically Extracted Formant Trajectories with Intelligibility Loss and Speaking Rate Decline in Amyotrophic Lateral Sclerosis. Proc. Interspeech 2016[J]. San Francisco, CA, USA: ISCA, 2016: 1205- 1209.

[37] Sandoval S., Berisha V., Utianski R. L., et al. Automatic assessment of vowel space area[J]. The Journal of the Acoustical Society of America, 2013, 134(5): EL477-EL483.

[38] Peeters G. A large set of audio features for sound description (similarity and classification) in the CUIDADO project[J]. CUIDADO IST Project Report, 2004, 54(0): 1-25.

[39] Davis S., Mermelstein P. Comparison of parametric representations for monosyllabic word recognition in continuously spoken sentences[J]. IEEE Transactions on Acoustics, Speech, and Signal Processing, 1980, 28(4): 357-366.

[40] Fraser K. C., Meltzer J. A., Rudzicz F. Linguistic Features Identify Alzheimer's Disease in Narrative Speech[J]. Journal of Alzheimer's Disease, 2015, 49(2): 407-422.

[41] Sun R., Moore E., Torres J. F. Investigating glottal parameters for differentiating emotional categories with similar prosodics. 2009 IEEE International Conference on Acoustics, Speech, and Signal Processing[J]. Taipei, Taiwan. 2009: 4509-4512.

[42] Gharavian D., Sheikhan M., Nazerieh A., et al. Speech emotion recognition using FCBF feature selection method and GA-optimized fuzzy ARTMAP neural network[J]. Neural Computing and Applications, 2012, 21(8):1-12.

[43] Meil´an J. J. G., Mart´inez-S´anchez F., Carro J., et al. Speech in Alzheimer's disease: Can temporal and acoustic parameters discriminate dementia[J]. Dementia and geriatric cognitive disorders, 2014, 37(5-6): 327-334.

[44] Eyben F., Weninger F., Gross F., et al. Recent developments in openSMILE, the munich open-source multimedia feature extractor. Proc. of ACM MM Barcelona, Spain[M]. New York, NY, USA: ACM, 2013:835-838.

[45] Schuller B., Steidl S., Batliner A. The interspeech 2012 speaker trait challenge. Proc[J]. Interspeech, 2012: 1-4.

[46] Bozkurt E., Erzin E., Erdem Ç.E., et al. Interspeech 2009 emotion recognition challenge evaluation. 2010 IEEE 18th Signal Processing and Communications Applications Conference[J]. IEEE, 2010: 216-219.

[47] López-de-Ipiña K., Alonso J.B., Travieso C.M., et al. On the selection of non-invasive methods

based on speech analysis oriented to automatic Alzheimer disease diagnosis[J]. Sensors, 2013, 13(5): 6730-6745.

[48] Sethu V., Epps J., Mbikairajah E.A., et al. GMM based speaker variability compensated system for interspeech 2013 compare emotion challenge[J]. Interspeech, 2013: 205-209.

[49] Zhang L., Han J., Deng S. Zhang L, Han J, Deng S. Unsupervised Temporal Feature Learning Based on Sparse Coding Embedded BoAW for Acoustic Event Recognition[J]. Interspeech, 2018: 3284-3288.

[50] Eyben F., Scherer K.R., Schuller B.W., et al. The Geneva minimalistic acoustic parameter set (gemaps) for voice research and affective computing[J]. IEEE Transactions on Affective Computing, 2016, 7(2): 190-202.

[51] Kanghan O.H., Chung Y.C., Kim K.W., et al. Classification and visualization of Alzheimer's disease using volumetric convolutional neural network and transfer learning[J]. Scientific Reports, 2019, 9(1):1-16.

[52] Nesbitt C. On the idea of theory-neutral descriptions[J]. Functional descriptions: theory in practice, 1996, 121: 39.

[53] Kemper S., LaBarge E., Ferraro F., et al. On the preservation of syntax in Alzheimer's disease[J]. Archives of Neurol, 1993, 50: 81-86.

[54] Lyons K., Kemper S., LaBarge E., et al. Oral language and Alzheimer's disease: A reduction in syntactic complexity[J]. Aging and Cognitive, 1994, 1(4): 271-281.

[55] Singh S., Bucks R., Cuerden J. Evaluation of an objective technique for analysing temporal variables in DAT spontaneous speech. Aphasiology[J]. Aphasiology, 2001, 15(6): 571-583.

[56] Mortensen L. A transitivity analysis of discourse in dementia of the Alzheimer's type[J]. Journal of Neurolinguistics, 1992, 7: 309-324.

[57] Barnwal S. K., Tiwary U. S. Using psycholinguistic features for the classification of comprehenders from summary speech transcripts[J]. International Conference on Intelligent Human Computer Interaction, 2017: 122-136.

[58] Bucks R. S., Singh S., Cuerden J. M., et al. Analysis of spontaneous, conversational speech in dementia of Alzheimer type: Evaluation of an objective technique for analysing lexical performance[J]. Aphasiology, 2000, 14(1): 71-91.

[59] Guinn C. I., Habash A. Language analysis of speakers with dementia of the Alzheimer's Type[M]. AAAI Fall Symposium: Artificial Intelligence for Gerontechnology, 2012: 8-13.

[60] Jarrold W., Peintner B., Wilkins D., et al. Aided diagnosis of dementia type through computer-based analysis of spontaneous speech[J]. Proceedings of the ACL Workshop on Computational Linguistics and Clinical Psychology, 2014: 27-36.

[61] Orimaye S. O., Wong S. M., Golden K. J., et al. Predicting probable Alzheimer's disease using linguistic deficits and biomarkers[J]. BMC Bioinformatics, 2017, 18(1): 34.

[62] Yancheva M., Fraser K., Rudzicz F. Using linguistic features longitudinally to predict clinical scores for Alzheimer's disease and related dementias[J]. 6th Workshop on Speech and Language Processing for Assistive Technologies. 2015: 134-139.

［63］Yuan J., Cai X., Bian Y., et al. Pauses for Detection of Alzheimer's Disease[J]. Frontiers in Computer Science, 2021, 2: 57.

［64］Holmes D. I., Singh S. A stylometric analysis of conversational speech of aphasic patients[J]. Literary and Linguistic Computing, 1996, 11 (3): 133-140.

［65］Pignatti R., Ceriani F., Bertella L., et al. Naming abilities in spontaneous speech in Parkinson and Alzheimer's disease[J]. Brain & Language, 2006, 99(1-2):124-125.

［66］Raymond A. G., Brunet E., Dugast D. Le Vocabulaire de Jean Giraudoux. Structure et Evolution[J]. Modern Language Journal, 1983, 66(1): 85.

［67］Yuan Y., Zhang S. S., Zhang W. Readability Index and English Reading Teaching — Analysis of Long and Difficult Sentences from the Perspective of Core Sentence Theory [J]. Foreign Languages and Literature, 2015, 32(03) : 208 - 215.

［68］Marcano-Cedeo A., Quintanilla-Domínguez J., Cortina-Januchs M. G., et al. Feature selection using Sequential Forward Selection and classification applying Artificial Metaplasticity Neural Network. IECON 2010 - 36th Annual Conference on IEEE Industrial Electronics Society[J]. IEEE, 2010.

［69］Lai S., Liu K., He S., et al. How to generate a good word embedding[J]. IEEE Intelligent Systems, 2016, 31(6): 5-14.

［70］Croisile B., Ska B., Brabant M. J., Duchene A., et al. Comparative study of oral and written picture description in patients with alzheimer's disease[J]. Brain and language, 1996, 53(1):1-19.

［71］Mikolov T., Sutskever I., Chen K., et al. Distributed representations of words and phrases and their compositionality. Advances in neural information processing systems, 2013, 26: 3111-3119.

［72］Pennington J., Socher R., Manning C. D. Glove: Global vectors for word representation[J]. Proceedings of the 2014 conference on empirical methods in natural language processing (EMNLP), 2014: 1532-1543.

［73］Peters M., Neumann M., Iyyer M., et al. Deep Contextualized Word Representations[J]. NAACL-HIT. 2018.

［74］Sarzynska-Wawer J., Wawer A., Pawlak A., et al. Detecting formal thought disorder by deep contextualized word representations[J]. Psychiatry Research, 2021, 304: 114-135.

［75］Devlin J., Chang M. W., Lee K., et al. BERT: Pre-training of Deep Bidirectional Transformers for Language Understanding[J]. ArXiv Preprint ArXiv:1810.04805, 2018.

［76］Cohen T., Widdows D. Bringing Order to Neural Word Embeddings with Embeddings Augmented by Random Permutations (EARP)[J]. Proceedings of the 22nd Conference on Computational Natural Language Learning. 2018: 465-475.

［77］Karlekar S., Niu T., Bansal M. Detecting linguistic characteristics of alzheimer's dementia by interpreting neural models[J]. arXiv preprint arXiv:1804.06440, 2018.

［78］Palo F. D., Parde N. Enriching neural models with targeted features for dementia detection[J]. arXiv preprint arXiv:1906.05483, 2019.

［79］Orimaye S. O., Wong J. S. M., Wong C. P. Deep language space neural network for classifying mild cognitive impairment and Alzheimer-type dementia[J]. PLoS ONE, 2018, 13(11): 1-15.

［80］Jarrold W., Peintner B., Wilkins D., et al. Aided diagnosis of dementia type through computer-based analysis of spontaneous speech[J]. Proceedings of the Workshop on Computational Linguistics and Clinical Psychology: From Linguistic Signal to Clinical Reality. 2014: 27-37.

［81］Bryan R.N. Machine learning applied to Alzheimer disease[J]. Radiology, 2016, 281(3): 665-668.

［82］Vaswani A., Shazeer N., Parmar N., et al. Attention Is All You Need. Advances in neural information processing systems[J]. arXiv, 2017.

［83］Roshanzamir A., Aghajan H., Baghshah M. S. Transformer-based deep neural network language models for Alzheimer's disease risk assessment from targeted speech[J]. BMC Medical Informatics and Decision Making, 2021, 21(1): 1-14.

［84］Wang N., Chen M., Subbalakshmi K. P. Explainable CNN-attention networks (C-attention network) for automated detection of Alzheimer's disease[J]. arXiv preprint arXiv:2006.14135, 2020.

［85］LAI S., XU L., et al. Recurrent Convolutional Neural Networks for Text Classification[J]. the Association for the Advance of Artificial Intelligence, 2015, 333: 2267-2273.

［86］Johnson R., Tong Z. Deep Pyramid Convolutional Neural Networks for Text Categorization[J]. Proceedings of the 55th Annual Meeting of the Association for Computational Linguistics. 2017, 1: 562-570.

［87］Zhang Z., HAN X., Liu Z, et al. ERNIE: Enhanced Language Representation with Informative Entities[J]. The Annual Meeting of the Association for Computational Linguistics in 2019, 2019.

［88］Looze C.D., Dehsarvi A., Crosby L., et al. Cognitive and Structural Correlates of Conversational Speech Timing in Mild Cognitive Impairment and Mild-to-Moderate Alzheimer's Disease: Relevance for Early Detection Approaches[J]. Frontiers in Aging Neuroscience, 2021, 13:1-17.

［89］Clarke N., Barrick T. R., Garrard P. A Comparison of Connected Speech Tasks for Detecting Early Alzheimer's Disease and Mild Cognitive Impairment Using Natural Language Processing and Machine Learning[J]. Frontiers in Computer Science, 2021, 3:1-17.

［90］Sadeghian R., Schaffer J.D., Zahorian S.A. Towards an Automatic Speech-Based Diagnostic Test for Alzheimer's Disease[J]. Frontiers in Computer Science, 2021, 3:13.

［91］Jawahar G., Sagot B., Seddah D. What does BERT learn about the structure of language?[J]. Proceedings of the 57th Annual Meeting of the Association for Computational Linguistics, 2019: 3651-3657.

［92］方锐, 杨勇, 任建萍, 等. 中西医并重视角下中医"治未病"与健康管理的对比及融合研究 [J]. 世界科学技术 – 中医药现代化, 2018, 20(11): 1929-1935.

［93］郑洪新. 中医基础理论 [M]. 北京：人民卫生出版社,2016：74-75,158-160,197-203.

［94］蔡亚梅, 沈跃玲, 孙晓阅, 等. 以"治未病"思想为指导的中医健康管理对中风后轻度认知障碍的影响 [J]. 世界中医药,2020,15(19)：2936-2940.

［95］陈瑜, 孙丽. 中医"治未病"理念的社区糖尿病健康管理的作用探究 [J]. 医学美学美容,2020,29(1): 82.

［96］陈佳杰. 中医"治未病"理论在社区健康管理中的应用研究 [J]. 中国社区医师,2020, 36(2): 86-88.

［97］卢晓燕, 刘梁喆, 王晓晴等. 中医治未病全程化健康管理模式构建与实践 [J]. 中华医院管理杂志,2020,36(10): 866-869.

［98］崔刚.语言学与失语症研究 [J]. 外语教学与研究 ,1998 (1): 21-28.

［99］闵宝权，周爱红，张亚旭.阿尔茨海默病患者中的范畴特异性语义记忆损伤 .[J] 心理科学进展，2011, 19(010): 1453-1459.

［100］郭起浩 ,GUO, Qi-Hao 等 . 老年认知障碍常用神经心理测验的应用进展 [J]. 生命科学 , 2014, 26(1): 59-63.

［101］郭起浩，陈科良 . 语义性痴呆的研究进展 [J]. 重庆医科大学学报 , 2017,42(6): 634-637.

［102］郭清，王大辉 . 健康管理学案例与实训教程 [M]. 浙江大学出版社 ,2016:18-26.

［103］Sousa R. M., Ferri C. P., Acosta D., et al. Contribution of chronic diseases to disability in elderly people in countries with low and middle incomes: a 10/66 Dementia Research Group population-based survey[J]. The Lancet, 2009, 374 (9704): 1821-1830.

［104］Zhang X.Q. Clinical application of AD diagnostic criteria[J]. National conference on Alzheimer Disease and related diseases. 2013:17-21.

［105］Jia J.P., Wei C., Chen S., et al. The cost of Alzheimer's disease in China and re-estimation of costs worldwide[J]. Alzheimer's and Dementia, 2018, 14(4): 483-491.

［106］Sperling R. A., Aisen P. S., Beckett L. A., et al. Toward defining the preclinical stages of Alzheimer's disease: recommendations from the National Institute on Aging-Alzheimer's Association workgroups on diagnostic guidelines for Alzheimer's disease[J]. Alzheimers & Dementia, 2011, 7(3): 280-292.

［107］Fraser K.C., Rudzicz F., Rochon E. Using text and acoustic features to diagnose progressive aphasia and its subtypes. Proceedings of Interspeech[J]. Lyon, France, 2013: 25-29.

［108］Bschor T., Kühl K.P., Reischies F.M. Spontaneous speech of patients with dementia of the Alzheimer type and mild cognitive impairment[J]. International psychogeriatrics, 2001, 13(3): 289-298.

［109］Galvin J.E., Sadowsky C.H. Practical guidelines for the recognition and diagnosis of dementia[J]. The Journal of the American Board of Family Medicine, 2012, 25(3): 367-382.

［110］Garrard P., Maloney L.M., Hodges J.R., et al. The effects of very early Alzheimer's disease on the characteristics of writing by a renowned author[J]. Brain, 2005, 128 (2): 250-260.

［111］Garrard P., Rentoumi V., Gesierich B., et al. Machine learning approaches to diagnosis and laterality effects in semantic dementia discourse[J]. Cortex, 2014, 55: 122-129.

［112］黄立鹤，王晶，李云霞 . 阿尔茨海默病言语障碍表现及相关神经心理学量表编制问题 [J]. 语言战略研究 , 2019, 4(5): 12.

［113］Cohen N., Masse R. The application of singing and rhythmic instruction as a therapeutic intervention for persons with neurogenic communication disorders[J]. Journal of Music Therapy, 1993, 30: 81- 99.

［114］Yu Z.Z., Wang J., Zhou W.S., et al. Aphasia and cognitive dysfunction following brain injury: Mini-mental state examination[J]. Chinese Journal of Clinical Rehabilitation, 2005, 9(16):76-77.

［115］Bartha L., Benke T. Acute conduction aphasia: An analysis of 20 cases[J]. 2003, 85(1):93-108.

［116］Mesulam M., Wicklund A., Johnson N., et al. Alzheimer and frontotemporal pathology in subsets of primary progressive aphasia[J]. Annals of Neurology: Official Journal of the American

Neurological Association and the Child Neurology Society, 2008, 63(6): 709-719.

［117］Aarsland D., Ballard C., Walker Z., et al. Memantine in patients with Parkinson's disease dementia or dementia with Lewy bodies: a double- blind, placebo- controlled, multicentre trial[J]. Lancet Neurol, 2009, 8(7): 613- 618.

［118］Murdoch B. E., Chenery H. J., Wilks V., et al. Language disorders in dementia of the Alzheimer type[J]. Brain and language, 1987, 31(1): 122-137.

［119］Gerstner E., Lazar R. M., Keller C., et al. A case of progressive apraxia of speech in pathologically verified Alzheimer disease[J]. Cognitive and behavioral neurology, 2007, 20(1): 15-20.

［120］Meilán J. J. G., Martínez-Sánchez F., Carro J., et al. Speech in Alzheimer's disease: can temporal and acoustic parameters discriminate dementia?[J]. Dementia and geriatric cognitive disorders, 2014, 37(5-6): 327-334.

［121］Rapp A.M., Wild B. Nonliteral language in Alzheimer dementia: a review[J]. Journal of the International Neuropsychological Society, 2011, 17(2): 207-218.

［122］Zhou Y., Lu Y., Pei Z. Intelligent Diagnosis of Alzheimer's Disease Based on Internet of Things Monitoring System and Deep Learning Classification Method[J]. Microprocessors and Microsystems, 2021, 83(1):104007.

［123］Ritchie K., Touchon J. Ritchie K, Touchon J. Mild cognitive impairment: conceptual basis and current nosological status[J]. The Lancet, 2000, 355(9199): 225-228.

［124］Petersen R. Mild cognitive impairment: Aging to Alzheimer's disease[M]. New York: Oxford University Press, 2003: 15-40.

［125］Petersen R., Smith G., Waring S., et al. Mild cognitive impairment: Clinical characterization and outcome[J]. Archives of Neurol. 1999, 56: 303-308.

［126］Larrieu S., Letenneur L., Orgogozo J., et al. Incidence and outcome of mild cognitive impairment in population-based prospective cohort[J]. Neurology, 2002, 59: 1594-1599.

［127］Gosztolya G., Toth L., Grosz T., et al. Detecting Mild Cognitive Impairment from spontaneous speech by correlation-based phonetic feature selection. Proceedings of Interspeech[J]. San Francisco, CA, USA, 2016:107- 111.

［128］Liu N., Yuan Z. Spontaneous Language Analysis in Alzheimer's Disease:Evaluation of Natural Language Processing Technique for Analyzing Lexical Performance[J]. 上海交通大学学报（英文版），2022(002):027.

［129］Liu N., Luo K.X., Yuan Z.M.,Chen Y., et al. A Transfer Learning Method for Detecting Alzheimer's Disease Based on Speech and Natural Language Processing[J]. Frontiers in public health, 2022, 10:772592.

［130］Liu N., Zhenming Y., Qingfeng T. Improving Alzheimer's Disease Detection for Speech Based on Feature Purification Network[J]. Frontiers in public health, 2022.

［131］Liu N., Yuan Z.M.,Chen Y.,Wang L.X. Learning Implicit Sentiment in Alzheimer's Disease Recognition with Contextual attention Features[J]. Frontiers in Aging Neuroscience, 2023.

［132］Gosztolya G., Vincze V. Identifying Mild Cognitive Impairment and mild Alzheimer's disease based on spontaneous speech using ASR and linguistic[J]. Computer Speech & Language. 2018,

53:1-17.

［133］Vásquez-Correa J.C., Orozco-Arroyave J.R., Bocklet T., et al. Towards an automatic evaluation of the dysarthria level of patients with Parkinson's disease[J]. Journal of Communication Disorders, 2018, 76: 21-36.

［134］Garrard P., Rentoumi V., Gesierich B., et al. Machine learning approaches to diagnosis and laterality effects in semantic dementia discourse[J]. Cortex, 2014, 55: 122-129.

［135］Cotelli M., Calabria M., Manenti R., et al. Improved language performance in Alzheimer disease following brain stimulation[J]. Journal of Neurology Neurosurgery & Psychiatry, 2011, 82(7): 794-797.

［136］Ke G., Meng Q., Finley T., et al. LightGBM: A Highly Efficient Gradient Boosting Decision Tree[J]. NIPS, 2017, 30: 1-9.

［137］Chakraborty S., Tomsett R., Raghavendra R., et al. Interpretability of deep learning models: A survey of results[J]. 2017 IEEE smartworld, ubiquitous intelligence & computing, advanced & trusted computed, scalable computing & communications, cloud & big data computing, Internet of people and smart city innovation (smartworld/SCALCOM/UIC/ATC/CBDcom/IOP/SCI)[J]. IEEE, 2017: 1-6.

［138］Zhang Q., Wu Y.N., Zhu S.C. Interpretable convolutional neural networks[J]. Proceedings of the IEEE conference on computer vision and pattern recognition. 2018: 8827-8836.

［139］Jacovi A., Shalom O.S., Goldberg Y. Understanding convolutional neural networks for text classification[J]. arXiv preprint arXiv:1809.08037, 2018.

［140］Gilpin L.H., Bau D., Yuan B.Z., et al. Explaining explanations: An overview of interpretability of machine learning. 2018 IEEE 5th International Conference on data science and advanced analytics (DSAA)[J]. IEEE, 2018: 80-89.

［141］Peng H., Long F., Ding C. Feature selection based on mutual information criteria of max-dependency, max-relevance, and min redundancy, Pattern Analysis and Machine Intelligence[J]. IEEE Transactions on, 2005, 27(8): 1226-1238.

［142］Sousa R.M., Ferri C.P., Acosta D., et al. Contribution of chronic diseases to disability in elderly people in countries with low and middle incomes: a 10/66 Dementia Research Group population-based survey[J]. The Lancet, 2009, 374 (9704): 1821-1830.

［143］Jia J. P., Wei C., Chen S., et al. The cost of Alzheimer's disease in China and re-estimation of costs worldwide[J]. Alzheimer's and Dementia, 2018, 14(4): 483-491.

［144］黄立鹤, 王晶, 李云霞. 阿尔茨海默病言语障碍表现及相关神经心理学量表编制问题 [J]. 语言战略研究, 2019, 4(5): 12.

［145］Sperling R.A., Aisen P.S., Beckett L.A., et al. Toward defining the preclinical stages of Alzheimer's disease: recommendations from the National Institute on Aging-Alzheimer's Association workgroups on diagnostic guidelines for Alzheimer's disease[J]. Alzheimers & Dementia, 2011, 7(3): 280-292.

［146］Sanh V., Debut L., Chaumond J., et al. DistilBERT, a distilled version of BERT: Smaller, faster, cheaper and lighter. arXiv 2019[J]. arXiv preprint arXiv:1910.01108. 2019.

［147］Rtayli N., Enneya N. Enhanced credit card fraud detection based on SVM-recursive feature elimination and hyper-parameters optimization[J]. Journal of Information Security and Applications, 2020, 55:102596.

［148］Pulido M.L.B., Hern'andez J.B.A., Ballester M. A. F., et al. Alzheimer's disease and automatic speech analysis: A review[J]. Expert Systems with Applications, 2020, 150(1):113213.

［149］Saturnino L., Fasih H., Sofia D. L.F.G., et al. Editorial: Alzheimer's Dementia Recognition through Spontaneous Speech[J]. Frontiers in Computer Science, 2021, 3:1-5.

［150］Petti U., Baker S., Korhonen A. A systematic literature review of automatic Alzheimer's disease detection from speech and language[J]. Journal of the American Medical Informatics Association, 2020, 27(11): 1784-1797.

［151］Sperling R.A., Aisen P.S., Beckett L.A., et al. Toward defining the preclinical stages of Alzheimer's disease: recommendations from the National Institute on Aging-Alzheimer's Association workgroups on diagnostic guidelines for Alzheimer's disease[J]. Alzheimers & Dementia, 2011, 7(3): 280-292.

［152］Mahendran N., Vincent P.M.D.R., Srinivasan K.,et al. Improving the Classification of Alzheimer's Disease Using Hybrid Gene Selection Pipeline and Deep Learning[J]. Frontiers in genetics. 2021, 12:784814.

［153］Syed M. S. S., Syed Z. S., Lech M., et al. Automated Screening for Alzheimer's Dementia Through Spontaneous Speech[J]. Interspeech. 2020: 2222-2226.

［154］Yuan J., Bian Y., Cai X., et al. Disfluencies and Fine-Tuning Pre-Trained Language Models for Detection of Alzheimer's Disease[J]. Interspeech 2020, 2020: 2162-2166.

［155］Luz S., Haider F., Fuente S.,et al. Macwhinney B. Detecting cognitive decline using speech only: The ADReSS O Challenge[J]. arXiv preprint arXiv:2104.09356, 2021.

［156］Mahajan P., Baths V. Acoustic and Language Based Deep Learning Approaches for Alzheimer's Dementia Detection From Spontaneous Speech[J]. Frontiers in Aging Neuroscience, 2021, 13:20.

［157］Karlekar S., Niu T., Bansal M.. Detecting linguistic characteristics of Alzheimer's dementia by interpreting neural models[J]. arXiv preprint arXiv:1804.06440, 2018.

［158］Di Palo F., Parde N.. Enriching neural models with targeted features for dementia detection[J]. arXiv preprint arXiv1, 906.05483, 2019.

［159］Orimaye S.O., Wong J.S.M., Fernandez J.S.G. Deep-deep neural network language models for predicting mild cognitive impairment[J]. 25th IJCAI Advances in Bioinformatics and Artificial Intelligence: Bridging the Gap, 2016: 14-20.

［160］Fritsch J., Wankerl S., Nöth E. Automatic diagnosis of alzheimer's disease using neural network language models[J]. ICASSP 2019-2019 IEEE International Conference on Acoustics, Speech and Signal Processing (ICASSP), 2019: 5841-5845.

［161］Pan Y., Mirheidari B., Reuber M., et al. Automatic hierarchical attention neural network for detecting AD[J]. 2019 Proceedings of Interspeech International Speech Communication Association (ISCA), 2019: 4105-4109.

［162］Yang P., Ren S., Zhao Y., et al. Calibrating cnns for few-shot meta learning[J]. IEEE/CVF Winter

Conference on Applications of Computer Vision, 2022:2090-2099.

［163］Lee V. K. Language changes and Alzheimer's disease: a literature review[J]. Journal of Gerontological Nursing, 1991, 17(1):16-20.

［164］Jonell P., Moëll B., Håkansson K., et al. Multimodal Capture of Patient Behaviour for Improved Detection of Early Dementia: Clinical Feasibility and Preliminary Results[J]. Frontiers in Computer Science , 2021, 3:1-22.

［165］Soler J.L., Subirana B. Longitudinal Speech Biomarkers for Automated Alzheimer's Detection[J]. Frontiers in Computer Science, 2021, 3: 624694.

［166］Zhu Y.X., Liang X.H., Batsis J.A., et al. Exploring Deep Transfer Learning Techniques for Alzheimer's Dementia Detection[J]. Frontiers in Computer Science, 2021, 3: 1-15.

［167］Klumpp P., Fritsch J., Noeth E. ANN-based Alzheimer's disease classification from bag of words[J]. Speech Communication, 13th ITG-Symposium, 2018: 1-4.

［168］Altmann L.J. Effects of working memory and semantic impairments on speech in Alzheimer's disease[J]. Drug Development Research,1999, 13(1):29-43.

［169］Ahmed S., Haigh A.M.F., de Jager C.A., et al. Connected speech as a marker of disease progression in autopsy-proven Alzheimers disease[J]. Brain, 2013, 136: 3727-3737.

［170］曾小芹. 基于 Python 的中文结巴分词技术实现 [J]. 信息与电脑 , 2019, 18: 3.

［171］Hurd M.D. Monetary Costs of Dementia in the United States[J]. The New England Journal of Medicine, 2013, 368(14): 1326-1334.

［172］Xu Z., Yu F., Liu C., et al.Falcon: fine-grained feature map sparsity computing with decomposed convolutions for inference optimization[J]. IEEE/CVF Winter Conference on Applications of Computer Vision, 2022:350-360.

［173］Jarrold W., Peintner B., Wilkins D., et al. Aided diagnosis of dementia type through computer-based analysis of spontaneous speech[J]. Proceedings of the ACL Workshop on Computational Linguistics and Clinical Psychology. 2014: 27-36.

［174］Ahmed S., Haigh A., Jager C.D., et al. Connected speech as a marker of disease progression in autopsy-proven Alzheimer's disease[J]. Brain, 2013, 136(12):3727-3737.

［175］Folstein M., Folstein S., McHugh P. Mini-mental state: a practical method for grading the cognitive state of patients for the clinician[J]. J. Psychiatric Res. 1975,12(3), 189-198.

［176］Forbes-McKay K., Venneri A. Detecting subtle spontaneous language decline in early Alzheimer's disease with a picture description task[J]. Int. J. Geriatric Psychiatry 2005,(26):243-256.

［177］Fraser, K., Rudzicz, F., Graham, N., Rochon, E..Automatic speech recognition in the diagnosis of primary progressive aphasia[J]. Proceedings of SLPAT. Grenoble, France, 2013:47-54.

［178］Ritchie K., Touchon J. Mild cognitive impairment: Conceptual basis and current nosological status[J]. Lancet. 2000, 355:225-228.

［179］Garrard P., Rentoumi V., Gesierich B.,et al.Machine learning approaches to diagnosis and laterality effects in semantic dementia discourse[J]. Cortex 55:122-129. 2014.

［180］Qiu Z., Zhao H.A fuzzy rough set approach to hierarchical feature selection based on hausdorf distance[J]. Applied Intelligence. 2022:1-14.

［181］ Wang Y., Hu Q., Chen H., Qian Y.Uncertainty instructed multi-granularity decision for large-scale hierarchical classification[J]. Inf Sci.2022,586:644-661.

［182］ Jiang S., Wu G. Mrn: moment relation network for natural language video localization with transfer learning[J]. Int J Pattern Recogn Artif Intell, 2021:2152009.

［183］ Goodglass H., Kaplan E., Barresi B., Boston Diagnostic Aphasia Examination Record Booklet[J]. Lippincott Williams & Wilkins, 2000.

［184］ Wang N., Chen M., Subbalakshmi K.P. Explainable CNN-attention Networks (C-Attention Network) for Automated Detection of Alzheimer's Disease. 2020.

［185］ Palo F.D., Parde N. Enriching Neural Models with Targeted Features for Dementia Detection[J]. arXiv preprint arXiv:1906.05483.2019.

［186］ Karlekar S., Niu T., Bansal M. Detecting linguistic characteristics of Alzheimer's dementia by interpreting neural models[J]. arXiv preprint arXiv:1804.06440.2018.

［187］ Oh K., Chung Y.C., Kim K.W., et al. Classification and Visualization of Alzheimer's Disease using Volumetric Convolutional Neural Network and Transfer Learning[J]. Scientific Reports 9, 1,2019: 1-16.

［188］ Sousa R.M., Ferri C.P., Acosta D.,et al. Contribution of chronic diseases to disability in elderly people in countries with low and middle incomes: a 10/66 Dementia Research Group population-based survey[J]. The Lancet (2009) 374 (9704): 1821-1830. doi: 10.1016/S0140-6736(09)61829-8.

［189］ Sabat S.R. Language function in Alzheimer's disease: A critical review of selected literature[J]. Language & Communication, 1994, 14(4):331-351.

［190］ Yin W., Kann K., Yu M., et al. Comparative study of cnn and rnn for natural language processing[J]. arXiv preprint arXiv:1702.01923.2017.

［191］ Scherer D., Müller A., Behnke S.. Evaluation of pooling operations in convolutional architectures for object recognition[J]. International conference on artificial neural networks.2010: 92-101.

［192］ Sabat S.R. Language function in Alzheimer's disease: A critical review of selected literature[J]. Language & Communication.1994, 14: 331-351. doi:10.1016/0271-5309(94)90025-6.

［193］ Ulatowski H., Cannito M., Hayashi M.,et al. Language abilities in the elderly.1988.

［194］ Appell J., Kertesz A., Fisman M. A study of language functioning in Alzheimer patients[J]. Brain & Language.1982,17:73-91. doi:10.1016/0093-934X(82)90006-2

［195］ Corkin S.D.K., Growdon J., Usdin E., et al. Some relationships between global amnesias and the memory impairments in Alzheimer's disease[J]. Raven Press edn.1982, 19: 149-164.

［196］ Fish E., Weinbren J., Gilbert A.Rethinking genre classification with fine grained semantic clustering[J]. IEEE International Conference on Image Processing, 2021: 1274-1278.

［197］ Rahbar M., Yazdani S. Historical knowledge-based mbo for global optimization problems and its application to clustering optimization[J]. Soft Comput. 2021,25(5):3485-3501.

［198］ Taler V., Phillips N.A. Language performance in Alzheimer's disease and mild cognitive impairment: a comparative review[J]. Journal of Clinical & Experimental Neuropsychology. 2008,30(5): 501-556.

［199］ Beltrami D., Gagliardi G., Rossini Favretti R., et al. Speech Analysis by Natural Language

Processing Techniques: A Possible Tool for Very Early Detection of Cognitive Decline? Front Aging Neurosci[J]. (2018) 10:369. doi: 10.3389/fnagi.2018.00369.

［200］Asiri N., Bchir O., Ismail MMB.,et al.Image-based smoke detection using feature mapping and discrimination[J]. Soft Comput.2021, 25(5):3665-3674.

［201］Rohanian M., Hough J., Purver M. Alzheimer's Dementia Recognition Using Acoustic, Lexical, Disfluency and Speech Pause Features Robust to Noisy Inputs[J]. 2021.

［202］Fraser K.C., Fors K.L., Kokkinakis D. Multilingual word embeddings for the assessment of narrative speech in mild cognitive impairment[J]. Computer Speech & Language. 2018, 53. doi:10.1016/j.csl.2018.07.005.

［203］Karlekar S., Niu T., Bansal M. Detecting Linguistic Characteristics of Alzheimer's Dementia by Interpreting Neural Models[J]. Proceedings of the 2018 Conference of the North American Chapter of the Association for Computational Linguistics: Human Language Technologies, Volume 2 (Short Papers).2018: 701-707.doi:10.18653/v1/N18-2110.

［204］López-De-Ipiña K., Alonso J.B., Solé-Casals J., et al. On Automatic Diagnosis of Alzheimer's Disease Based on Spontaneous Speech Analysis and Emotional Temperature[J]. Cognitive Computation.2015,7(1):44-55. doi:10.1007/s12559-013- 9229-9.

［205］Orimaye S.O., Wong S.M., Wong C.P. Correction: Deep language space neural network for classifying mild cognitive impairment and Alzheimer-type dementia[J]. Plos One, 2019, 14(3). doi:10.1371/journal.pone.0214103.

［206］Ganin Y., Lempitsky V.. Unsupervised domain adaptation by backpropagation. International conference on machine learning[J]. PMLR, 2015: 1180-1189.

［207］Ganin Y., Ustinova E., Ajakan H., et al. Domain-adversarial training of neural networks[J]. The Journal of Machine Learning Research.2016, 17(1): 2096-2030 . doi:10.1007/978-3-319-58347-1_10.

［208］Qiu Z., Zhao H. A fuzzy rough set approach to hierarchical feature selection based on hausdorf distance[J]. Applied Intelligence. 2022: 1-14.

［209］Belinkov Y., Poliak A., Shieber S.M., et al. On adversarial removal of hypothesis-only bias in natural language inference[J]. arXiv preprint arXiv: 1907.04389. 2019. doi:10.18653/v1/S19-1028.

［210］Qin L., Xu X., Che W.,et al. Dynamic Fusion Network for Multi-Domain End-to-end Task-Oriented Dialog[J]. Proceedings of the 58th Annual Meeting of the Association for Computational Linguistics.2020. doi:10.18653/v1/2020.acl-main.565.

［211］Zhang K., Zhang H., Liu Q., et al. Interactive attention transfer network for cross-domain sentiment classification[J]. Proceedings of the AAAI Conference on Artificial Intelligence. 2019, 33(01): 5773-5780.

［212］Qin Q., Hu W., Liu B. Feature Projection for Improved Text Classification[J]. Proceedings of the 58th Annual Meeting of the Association for Computational Linguistics. 2020:8161-8171.

［213］Fritsch J., Wankerl S., Nöth E. Automatic diagnosis of Alzheimer's disease using neural network language models[J]. ICASSP 2019-2019 IEEE International Conference on Acoustics, Speech and Signal Processing (ICASSP). 2019: 5841-5845.

［214］López-de-Ipiña K., Martinez-de-Lizarduy U., Calvo P.M., et al. Analysis of Disfluencies for automatic detection of Mild Cognitive Impairment: a deep learning approach[J]. International Conference and Workshop on Bioinspired Intelligence (IWOBI), 2017:1-4.

［215］Palo F.D., Parde N. Enriching Neural Models with Targeted Features for Dementia Detection[J]. Proceedings of the 57th Annual Meeting of the Association for Computational Linguistics: Student Research Workshop. 2019.

［216］Luz S., Haider F., Fuente S., et al. Alzheimer's Dementia Recognition through Spontaneous Speech: The ADReSS Challenge[J]. 2020. doi: 10.21437/ Interspeech.2020-2571.

［217］Orimaye S.O. , Wong S.M. , Wong C.P.,et al. Deep language space neural network for classifying mild cognitive impairment and Alzheimer-type dementia[J]. PLoS One, 2018:13(11).

［218］Zhao W., Gao H., Chen S., et al. Generative Multi-Task Learning for Text Classification[J]. IEEE Access. 2020,8: 86380-86387.

［219］Becker J. T., Boiler F., Lopez O. L,et al. The Natural History of Alzheimer's Disease: Description of Study Cohort and Accuracy of Diagnosis[J]. Archives of Neurology.1994,51:585-594.

［220］Yuan J., Bian Y., Cai X. Disfluencies and Fine-Tuning Pre-Trained Language Models for Detection of Alzheimer's Disease[J]. Interspeech. 2020: 2162-2166.

［221］Yancheva M., Rudzicz F. Vector-space topic models for detecting Alzheimer's disease[J]. Proceedings of the 54th Annual Meeting of the Association for Computational Linguistics (Volume 1: Long Papers). 2016: 2337-2346.

［222］Sirts K., Piguet O., Johnson M. Idea density for predicting Alzheimer's disease from transcribed speech[J]. alzheimer s disease. 2017.

［223］Hernández-Domínguez L., Ratté S., Sierra-Martínez G. Computer-based evaluation of Alzheimer's disease and mild cognitive impairment patients during a picture description task[J]. Alzheimer's & Dementia: Diagnosis, Assessment & Disease Monitoring, 2018,10: 260-268.

［224］Pan Y., Mirheidari B., Reuber M., et al. Automatic Hierarchical Attention Neural Network for Detecting AD. Proc[J]. Interspeech 2019, (2019):4105-4109.

［225］Li B., Hsu Y.T., Rudzicz F. Detecting dementia in mandarin Chinese using transfer learning from a parallel corpus[J]. arXiv preprint arXiv:1903.00933, 2019.

［226］Fraser K.C., Linz N., Li B., et al. Multilingual prediction of Alzheimer's disease through domain adaptation and concept-based language modelling[J]. Proceedings of the 2019 Conference of the North American Chapter of the Association for Computational Linguistics: Human Language Technologies, Volume 1 (Long and Short Papers), 2019: 3659-3670.

［227］Wang W., Qiu C., Yin Z.,et al. Blockchain and PUF-based Lightweight Authentication Protocol for Wireless Medical Sensor Networks[J]. IEEE Internet of Things Journal.2021.

［228］Dhanamjayulu C.,NizhalU.N.,Maddikunta P.K.R., et al. Identification of malnutrition and prediction of BMI from facial images using real-time image processing and machine learning[J]. Iet Image Processing. 2021.

［229］Mattson M. P. Pathways towards and away from Alzheimer's disease, Nature, 2004,430:631-639.

［230］Mueller K.D., Koscik R.L., Hermann B. Declines in connected language are associated with very early mild cognitive impairment: Results from the wisconsin registry for alzheimer's prevention[J]. Frontiers in Aging Neuroscience, 2018,9.

[231] Medhat W., Hassan A., Korashy H. Sentiment analysis algorithms and applications: A survey[J]. AIN Shams Engineering Journal, 2014, 5(4):1093-1113.

[232] Yadollahi A., Shahraki A.G., Zaiane, O.R. Current state of text sentiment analysis from opinion to emotion mining[J]. ACM Computing Surveys (CSUR). 2017,50(2), 25.

[233] Wang Y.,Hu Q.,Chen H.,et al.Uncertainty instructed multi-granularity decision for large-scale hierarchical classification[J]. Inf Sci.2022,586:644-661.

[234] Xu H., Zhang F., Wang W. Implicit feature identification in Chinese reviews using explicit topic mining model[J]. Knowledge-Based Systems, 2015,76:166-175.

[235] Russo T., Caselli T.,Strapparava C. SemEval-2015 task 9: CLIPEval implicit polarity of events[J]. In Proceedings of the 9th International Workshop on Semantic Evaluation (SemEval 2015), 2015:443-450.

[236] Toprak C.,Jakob N., Gurevych I. Sentence and expression level annotation of opinions in user-generated discourse[J]. In Proceedings of the 48th Annual Meeting of the Association for Computational Linguistics, 2010:575-584.

[237] Russo I., Caselli T., Strapparava C. SemEval-2015 task 9: CLIPEval implicit polarity of events[J]. Proceedings of the 9th International Workshop on Semantic Evaluation (SemEval 2015), 2015:443-450.

[238] Choi Y., Wiebe J. +/- EffectWordNet: Sense-level lexicon acquisition for opinion inference[J]. Proceedings of the 2014 Conference on Empirical Methods in Natural Language Processing (EMNLP).2014:1181-1191.

[239] Deng L., Wiebe J. Sentiment propagation via implicature constraints[J]. In Proceedings of the 14th Conference of the European Chapter of the Association for Computational Linguistics, 2014:377-385.

[240] Tang D., Qin B., Liu T. Aspect level sentiment classification with deep memory network[J]. Proceedings of the 2016 Conference on Empirical Methods in Natural Language Processing.2016:214-224.

[241] Chen P., Sun Z., Bing L., et al. Recurrent attention network on memory for aspect sentiment analysis[J]. Proceedings of the 2017 Conference on Empirical Methods in Natural Language Processing, 2017: 452-461.

[242] Shuai W., Mazumder S., Bing L., et al. Target-Sensitive Memory Networks for Aspect Sentiment Classification[J]. Proceedings of the 56th Annual Meeting of the Association for Computational Linguistics (Volume 1: Long Papers). 2018:957-967.

[243] Zhang C., Li Q.C., Song D. Aspect-based sentiment classification with aspect specific graph convolutional networks[J]. In Proceedings of the 2019 Conference on Empirical Methods in Natural Language Processing and the 9th International Joint Conference on Natural Language Processing (EMNLP-IJCNLP).2019:4568-4578.

[244] Sun K., Zhang R., Mensah S., et al.Aspect-level sentiment analysis via convolution over

dependency tree[J]. Proceedings of the 2019 Conference on Empirical Methods in Natural Language Processing and the 9th International Joint Conference on Natural Language Processing (EMNLP-IJCNLP).2019:5679-5688.

［245］Wang K., Shen W., Yang Y., et al. Relational graph attention network for aspect-based sentiment analysis[J]. Proceedings of the 58th Annual Meeting of the Association for Computational Linguistics, 2020:3229-3238.

［246］Xu H., Liu B., Shu L., et al. BERT Post-Training for Review Reading Comprehension and Aspect-based Sentiment Analysis[J]. Proceedings of the 2019 Conference of the North American Chapter of the Association for Computational Linguistics: Human Language Technologies, Volume 1 (Long and Short Papers), 2019:2324-2335.

［247］Rietzler A., Stabinger S., Opitz P., et al. Adapt or Get Left Behind: Domain Adaptation through BERT Language Model Finetuning for Aspect-Target Sentiment Classification[J]. Proceedings of the 12th Language Resources and Evaluation Conference. 2019:4933-4941.

［248］Dai J., Yan H., Sun T., et al. Does syntax matter?[J]. A strong baseline for Aspect-based Sentiment Analysis with RoBERTa.2021:1816-1829.

［249］Bahdanau D., Cho K., Bengio Y. Neural Machine Translation by Jointly Learning to Align and Translate[J]. Computer Science, 2014.

［250］He R., Lee W.S., Ng H.T., et al. Effective Attention Modeling for Aspect-Level Sentiment Classification.International Conference on Computational Linguistics[J]. Association for Computational Linguistics, 2018:1121-1131.

［251］Tang H., Ji D.H., Li C.L.,et al. Dependency graph enhanced dual transformer structure for aspect-based sentiment classification[J]. In Proceedings of the 58th Annual Meeting of the Association for Computational Linguistics,2020:6578-6588.

［252］ Ma D., Li S., Zhang X., et al. Interactive Attention Networks for Aspect-Level Sentiment Classification[J]. Proceedings of the Twenty-Sixth International Joint Conference on Artificial Intelligence, 2017,IJCAI-17: 4068-4074.

［253］Wang Y., Huang M., Zhu X., et al. Attention-based LSTM for Aspect-level Sentiment Classification[J]. Proceedings of the 2016 Conference on Empirical Methods in Natural Language Processing. 2016:606-615.

［254］Luz S.Longitudinal monitoring and detection of Alzheimer's type dementia from spontaneous speech data. Procs. of the Intl. Symp on Comp. Based Medical Systems (CBMS)[J]. IEEE, 2017:45-46.

［255］Cui Y., Liao Q., Hu D., et al. Coarse-to-fne pseudo supervision guided meta-task optimization for few-shot object classification[J]. Pattern Recogn. 2022, 122: 108296.

［256］Chen J., Wang Y., Wang D. A feature study for classification based speech separation at low signal-to-noise ratios, IEEE/ACM Trans[J]. Audio, Speech, Language Process, 2014, 22(12):1993-2002.

［257］Roark B., Mitchell M., Hosom J.P.,et al. Spoken language derived measures for detecting mild cognitive impairment, IEEE/ACM Trans[J]. Audio, Speech, Language Process. 2011,19(7):2081-2090.

［258］ Jarrold W., Peintner B., D. Wilkins,et al. Aided diagnosis of dementia type through computer-based analysis of spontaneous speech[J]. CLPsych, 2014:27-37.

［259］ Laszlo T., Ildiko H., Gabor G.,et al. A Speech Recognition-based Solution for the Automatic Detection of Mild Cognitive Impairment from Spontaneous Speech[J]. Current Alzhmer Research, 2018, 14(2):130-138.

［260］ Antonsson M., Fors K.L., Eckerstrm M., et al. Using a Discourse Task to Explore Semantic Ability in Persons With Cognitive Impairment[J]. Frontiers in aging neuroscience, 12:607449.

［261］ Clarke N., Barrick T.R., Garrard P. A Comparison of Connected Speech Tasks for Detecting Early Alzheimer's Disease and Mild Cognitive Impairment Using Natural Language Processing and Machine Learning[J]. Frontiers in Computer Science, 2021, 3.

［262］ R'mani H., James G. Classifying Alzheimer's Disease Using Audio and Text-Based Representations of Speech[J]. Frontiers in Psychology.2021, 11.

［263］ Snyder D., Garcia-Romero D., Sell G., et al. X-vectors: Robust DNN Embeddings for Speaker Recognition[J]. Procs IEEE International Conference on Acoustics, Speech and Signal Processing (ICASSP) (IEEE),2018: 5329-5333.

［264］ Shamila N., Morteza R., Julian H., et al. Alzheimer's Dementia Recognition From Spontaneous Speech Using Disfluency and Interactional Features[J]. Frontiers in Computer Science.2021, 3.

［265］ Pope C., Davis, B. H. Finding a Balance: The Carolinas Conversation Collection. Corpus Linguist[J]. Theory 7.2011, 1: 143-161.

［266］ Zehra S., Jeffrey S., Mashrura T., et al. Learning Language and Acoustic Models for Identifying Alzheimer's Dementia From Speech[J]. Frontiers in Computer Science.2021, 3.

［267］ Fritsch J., Wankerl S., Nöth E. Automatic diagnosis of alzheimer's disease using neural network language models[J]. ICASSP 2019-2019 IEEE International Conference on Acoustics, Speech and Signal Processing (ICASSP).2019: 5841-5845.

［268］ Chen J., Zhu J., Ye J. An Attention-Based Hybrid Network for Automatic Detection of Alzheimer's Disease from Narrative Speech[J]. Interspeech 2019. 2019.

［269］ Aparna B., Benjamin E., Jessica R., et al. Comparing Pre-trained and Feature-Based Models for Prediction of Alzheimer's Disease Based on Speech[J]. Frontiers in Aging Neuroscience.2021,13.

［270］ Guo Y., Li C.Y., Carol R.,et al. Crossing the "Cookie Theft" Corpus Chasm: Applying What BERT Learns From Outside Data to the ADReSS Challenge Dementia Detection Task[J]. Frontiers in Computer Science.2021,3.

［271］ Amit M., Anoop C.S., Ganesan R.A. Recognition of Alzheimer's Dementia From the Transcriptions of Spontaneous Speech Using fastText and CNN Models[J]. Frontiers in Computer Science.2021,3.

［272］ Yuan J., Bian Y., Cai X.,et al. Disfluencies and Fine-Tuning Pre-Trained Language Models for Detection of Alzheimer's Disease[J]. Interspeech 2020.2020.

［273］ Pranav M., Veeky B. Acoustic and Language Based Deep Learning Approaches for Alzheimer's Dementia Detection From Spontaneous Speech[J]. Frontiers in Aging Neuroscience.2021,13.

［274］ Hochreiter S.,Schmidhuber J. Long short-term memory[J]. Neural computation, 1997,9(8):1735-

1780.

［275］MacWhinney B. Tools for Analyzing Talk Part 1: The CHAT Transcription Format. Pittsburgh, PA: Carnegie Mellon University[J].Technical Report, 2021.

［276］Manning C.D., Surdeanu M., Bauer J., et al. The Stanford CoreNLP Natural Language Processing Toolkit[J]. Proceedings of 52nd Annual Meeting of the Association for Computational Linguistics: System Demonstrations, 2014:55-60.

［277］Li Z., Zou Y., Zhang C., et al. Learning Implicit Sentiment in Aspect-based Sentiment Analysis with Supervised Contrastive Pre-Training[J]. Proceedings of the 2021 Conference on Empirical Methods in Natural Language Processing, 2021: 246-256.

重要名词缩写

英文缩写	英文全称	中文注释
AD	Alzheimer's disease	阿尔茨海默病
MCI	mild cognitive impairment	轻度认知功能障碍
SCI	subjective cognitive impairment	主观认知功能障碍
CDR	clinical dementia rating	临床痴呆评定
MRI	magnetic resonance imaging	磁共振成像
ML	machine learning	机器学习
NLP	natural language processing	自然语言处理
SP	signal processing	信号处理
KNN	K-nearest neighbor	K 最近邻
POS	part-of-speech	词性
TF-IDF	term frequency / inverse document frequency	词频 – 逆向文档频率
TCM	traditional Chinese medicine	传统中医
MMSE	mini-mental state examination	简易精神状态检查
MOCA	Montreal cognitive assessment	蒙特利尔认知评估
OpenSMILE	open-source speech and music interpretation by large-space extraction	语音特征提取工具箱

注：缩写按照英文首字母顺序排列

水木医声官方微信号　　清华大学出版社　　ISBN 978-7-302-63408-9

扫　码　关　注

官方微信号

9 787302 634089 >

定价: 99.00元